Y0-CFU-831

SBS 스페셜
산후조리 100일의 기적

산후조리 100일의 기적

SBS 스페셜

SBS 스페셜 제작팀 지음

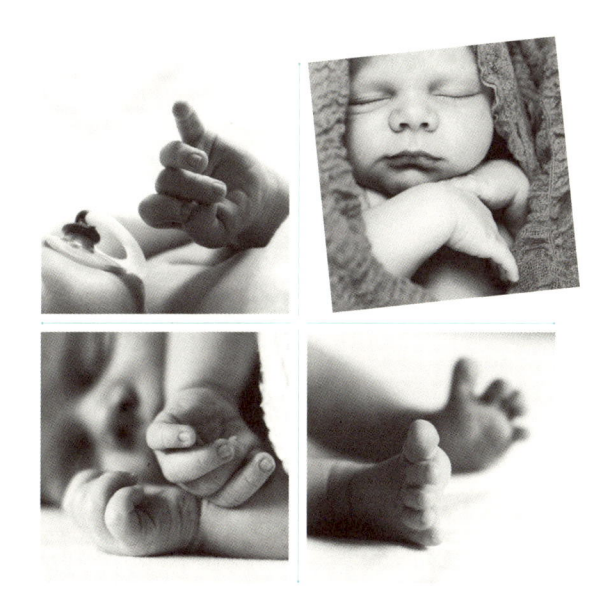

예담

프롤로그
아기 낳고 100일, 엄마의 평생 건강이 달렸다

　우리나라에서는 전통적으로 여성이 출산을 하면 짧게는 삼칠일(三七日), 길게는 100일 동안 특별한 몸조리 기간을 가졌다. 산모는 이 기간 동안 찬바람을 쏘여서는 안 되고 섣불리 몸을 씻어서도 안 된다. 한여름이라 해도 내복을 껴입어 몸의 온기가 달아나지 않게 주의해야 한다. 그렇게 신경 써서 조리를 하지 않으면 뼛속이 시리고 온몸이 아프다는 '산후풍(産後風)'에 평생 시달릴 수 있기 때문이다.
　그렇다면 미국, 유럽 등지에도 산후조리 문화가 과연 있을까? 서구 여성들은 출산한 직후 샤워를 하거나 찬 음료를 마시는 데 조금도 거리낌이 없다. 또 대부분 24시간 내에 퇴원해 일상생활로 돌아간다. 서구문화의 영향을 많이 받게 되면서 오늘날 한국의 산모들과 그 가족들은 혼란스러워졌다.

"더운데 에어컨을 켜도 될까?", "샤워는 언제 시작하지?", "보양식은 무엇을 어떻게 먹는 것이 좋을까?", "미역국은 꼭 먹어야 하는 걸까?", "집안 살림도 돌보고 일도 하려면 마냥 산후조리만 하고 있을 수는 없는데 대충 넘어가면 안 될까? 그러다 혹시 어른들이 말씀하시는 것처럼 나중에 아프기라도 하면 어떡하나?"

흔히들 알고 있는 산후조리법들은 의학적으로 검증이 되었다기보다는 대체로 가족이나 주변 사람들에게서 전해 듣는 속설이나 민간요법인 경우가 많기 때문에 출산을 한 여성들은 선택의 기로에 선다. 조상 대대로 전해져온 '어머니의 말씀'을 들어야 할 것 같다가도, 익숙한 서구식 생활 습관을 버리고 전통 지침을 따르자니 번거롭고 미신처럼 느껴지기도 한다. 그러나 먼저 출산한 선배들이 몸조리를 잘못했다가 산후풍으로 고생이 이만저만이 아니었다는 이야기를 들으면 덜컥 겁도 난다. 남들 하는 대로 보양식을 먹어 기를 보하고 전통적인 지침을 따르는 시늉이라도 해야 마음이 놓일 것 같다.

실제 우리나라에는 특별한 산후조리 문화가 자리하고 있다. 다른 어느 나라에서도 유례를 찾아보기 힘들 정도로 산후조리 업체들이 성업하는 등 출산 후 여성의 몸과 건강에 대한 관심이 유난스러운 편이다. 그러나 현실에서 산후조리에 대한 개념이나 지침은 양방과 한방, 전통적 방식과 서구식이 마구잡이로 혼재되어 있다. 산모들의 입에서 입으로 전해지거나 인터넷상에서 육아 커뮤니티 등을 통해 검증되지 않은 개인들의 경험담이 난무하는 탓에 출산을 앞둔 산모들과 그 가족들은 혼란스럽기만 하다.

이 책 《산후조리 100일의 기적》은 속설과 풍문으로만 전해져온 한국식 전통 산후조리 문화를 과학적으로 접근하여 그 허와 실을 검증해 나간다는 점에서 이 같은 고민을 풀어줄 단초를 제시한다. 특히 양·한방의 다각적인 접근을 통해 산후조리 수칙에 대한 과학적 근거를 찾는 것을 주요한 목표로 삼았다.

제작팀은 실제 출산 전후의 산모들을 3개월 동안 밀착 취재하고, 서구와 남미 등 세계 각국의 산후조리 문화를 비교·분석함으로써 오랜 세월 '친정엄마' 관할 아래 사적 영역으로만 여겨져온 '출산 후 여성의 몸 돌보기'에 대해 과학적이고 객관적인 정보를 제공하고자 한다. 이 같은 포괄적인 접근방식을 통해 우리는 자연스럽게 양방과 한방, 전통과 서구문화 사이에서 혼재되어 있는 산후조리 지침과 정보들 간에 다리를 놓게 되고, 숨겨진 의미를 찾아낼 수 있으며, 스스로 취하고 버려야 할 것을 가릴 수 있는 여유와 지혜를 얻게 될 것이다.

이 책은 출산을 앞둔 여성들이라면 누구나 두려워한다는 출산 후유증, 즉 산후풍의 실체를 밝히는 데서 출발했다. 제작진의 취재 결과, 실제로 적지 않은 수의 산후풍 환자들이 물리적 통증으로 고통 받고 있었으며 통증의 원인이 의학적 진단으로 명확하게 규명되지 않는 탓에 주변 사람들로부터 제대로 이해받지 못하는 이중의 아픔이 되고 있었다.

따라서 산후풍을 이해하기 위해서는 출산 전후 여성의 몸이 겪는 변화를 세심하게 들여다보아야 한다. 바로 여기에 비밀의 열쇠가 숨어 있다. 임신과 출산이라는 사건을 겪으면서 여성의 몸은 크나큰 변화를 겪는다. 이때 몸의 변화를 제대로 포착하고 조금만 주의를 기울여도 산후풍을 효과적으로 예방할 실

마리를 찾을 수 있는 것이다.

제작진은 실제 산모들의 산후조리 과정을 밀착 취재하여 임신과 출산 과정을 거치는 동안 여성의 몸에 어떤 변화가 일어나는지, 그리고 그동안 전통적으로 알려져온 산후조리법들이 실제로 산모들의 건강에 어떤 영향을 미치는지를 꼼꼼히 들여다보았다. 이를 통해 새롭게 정립된 현대적 개념의 산후 건강지침을 소개하는 것이 이 책의 목적이다. 이와 동시에 우리 조상 대대로 전해내려온 전통 산후조리 문화의 과학과 철학을 되새겨볼 수 있는 기회가 될 것이다.

이 책은 현대 한국여성들에게 맞는 산후조리법을 모색하는 최초의 과학적 시도로써 의의를 가질 수 있겠다. 임신과 출산이라는 크나큰 산을 넘은 여성들이 현실에서 부딪힐 수 있는 소소한 일상에서부터 평생 건강의 문제에 이르기까지 실질적으로 도움이 될 만한 정보를 두루 수록하였다.

특히 전통적인 산후조리 문화를 어디까지 받아들여야 하는지 고민하는 산모들, 좀 더 설득력 있고 합리적인 정보에 목말라하는 산모와 그 가족들에게 이 책은 과학적인 산후조리 지침서로써 손색이 없을 것이다.

산후조리란 단지 출산 후 몇 주간의 회복기간만을 의미하는 것이 아니다. 산후 몸과 마음을 어떻게 추스르느냐에 따라 여성의 평생 건강이 좌우된다. 아이 키우랴, 집안일 하랴, 사회생활에 복귀하랴, 현대 여성들은 다양한 역할을 떠맡은 채 적지 않은 스트레스 속에 살아간다. 출산을 기점으로 여성은 몸과 마음의 변화는 물론이고, 일상생활의 변화 등 상당한 라이프스타일의 변화를 겪게 된다. 산후조리 기간 동안 앞으로 엄마가 되기 위한 준비를 한다고 생각하고, 변화된 일상을 받아들이며 스스로의 몸을 돌보는 법을 터득하는 기회로 삼는다면 더없이 좋을 것이다.

  엄마가 행복해야 아기도 건강하게 잘 자란다. 산후조리는 비단 엄마만의 문제가 아니다. 엄마의 건강은 아이들의 행복, 가정의 안정, 건강한 우리 사회의 미래와 떨어질 수 없는 관계임을 아는 것이 중요하다.

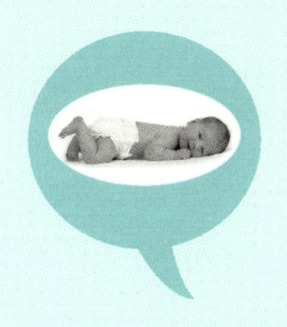

산후조리, 도대체 누구 말이 맞는 걸까요?
남편과 가족이 산모를 위해 할 수 있는 일은 없을까요?
산후조리란 단지 출산 후 몇 주간의 회복기간만을 의미하는 것이 아닙니다.
산후 100일, 몸과 마음을 어떻게 관리하느냐에 따라
여성의 평생 건강이 좌우될 수 있습니다.
엄마가 되기 전에 꼭 알아야 할 출산에 대한 모든 것,
이 한 권의 책에 담았습니다.

CONTENTS

프롤로그 아기 낳고 100일, 엄마의 평생 건강이 달렸다 004

Part 1 산후조리, 왜 중요한가

Chapter 1 한여름에 내복 입는 산모들 018
산후조리만큼은 '제대로' 해야지 · 전통 산후조리법, 무조건 따라야 하나

Chapter 2 출산 여성 두 명 중 한 명이 아프다 026
여성의 몸을 이해하라 · [best 산후조리] 임신 중 허리통증 · 출산을 준비하는 몸의 변화 · 고통과 감격이 함께하는 탄생의 순간 · 아기 낳으니 엄마 몸은 뒷전

Chapter 3 산후풍이 꾀병이라고? 041
몸에서 찬바람이 나와요 · 산후풍, 한국 여성만의 고통은 아니다 · [전문가Q&A] 산후풍에 대하여

Part 2 바람처럼 잡히지 않는 산후풍

Chapter 1 의사도 못 고치는 병? 056
잡히지 않는 산후풍의 실체 · 바람'風'을 주목하라 · [best 산후조리] 기초체력으로 산후풍 예방하기

Chapter 2 양·한방 산후풍 치료 프로젝트 064
21년째 한쪽 다리가 시려요 · 진짜 원인을 찾아라 · 불안, 긴장 그리고 자율신경계 불균형 · 찬물에 손 한번 담갔다고 산후풍 오나 · [best 산후조리] 산후풍이 의심된다면

Chapter 3 출산 후유증의 주적, 스트레스 079
아이 낳고 정말 많이 울었어요 · 이해해주고 배려해주는 가족이 있는가 · [best 산후조리] 둘째 낳아 산후조리 잘하면 된다? · [전문가Q&A] 산후조리 어떻게 해야 하나요

Part 3 산후조리, 그 오해와 진실

Chapter 1 한국에는 있고 미국에는 없는 삼칠일 092
지구 반대편의 산후 문화 · 40일간의 산후조리 · 인종이 다르면 회복 속도가 다르다

Chapter 2 산후조리 수칙, 전통인가 과학인가 104
전통 수칙1 찬 기운을 피하라 – 혈액순환이 중요하다 · 일부러 땀내는 것은 금물 · 보

온으로 면역력 증강시키기
전통 수칙2 산모는 무조건 누워 쉬어라 – 출산 이후 여성호르몬의 급격한 저하·골반 장기 탈출증의 위험·가벼운 운동은 회복으로 가는 길·단계적으로 준비하는 가사와 육아
전통 수칙3 출산 후 목욕을 금하라 – 환경 변화에 따른 재해석이 필요하다
전통 수칙4 보양식으로 기를 보하라 – 요오드 과다 섭취를 주의하라·과하면 오히려 독이 된다
[best 산후조리] 최고의 산후 운동, 걷기·[전문가 인터뷰] 출산 후 건강관리는 어떻게 하나요

Part 4 여자의 일생을 좌우하는 산후 100일 건강수칙

Chapter 1 출산 후 엄마의 몸이 심상치 않다 136
산모들을 괴롭히는 증상들

Chapter 2 산후 몸 관리 원칙 1. 2. 3 140
첫째, 가벼운 운동으로 활력을 가져라·[best 산후조리] 본격적인 산후 운동, 언제 시작할까·둘째, 춥지도 덥지도 않게 보온에 힘써라·[best 산후조리] 계절별 산후조리법·셋째, 무리하지 않고 일상으로 돌아가기

Chapter 3 마음의 통증, 산후우울증 문제 158
스트레스는 산모의 마음을 병들게 한다·산모들의 정서가 불안정해지는 까닭·[best 산후조리] 산후우울증에 대처하기·아빠에게도 산후우울증이 온다

Chapter 4 비만을 예방하는 산후 밥상 171

산후 밥상 원칙 · 산후 영양은 골고루 그러나 과하지 않게 · 산모들의 최대 고민, 산후비만 · [best 산후조리] 산후 다이어트는 이렇게 · 임신 중 다이어트는 위험하다 · 산후 건강을 위한 기본 운동법 · [전문가Q&A] 알면 알수록 헷갈려요

Part 5 엄마가 행복해야 아기도 건강하게 자란다

Chapter 1 산모는 배려받아야 하는 존재 192

산모를 위로하는 담요 효과 · 조선시대 100일간의 출산휴가

Chapter 2 내가 선택한 맞춤 산후조리 201

어느 산후조리원 가세요? · 친정어머니의 보살핌 받기 · 내 집에서 편하게, 산모도우미 서비스 · [best 산후조리] 각국의 산후조리 지원 제도 · 임신 출산 육아 지원제도 제대로 활용하기

Bonus Page 01 산욕기의 신체 트러블과 대처법 214
Bonus Page 02 모유 수유로 건강한 산후조리 218

새로운 세상이 열릴 시간입니다.
태아도 엄마도 준비를 마쳤습니다.
열 달을 기다려온 아기와의 첫 만남.

그러나 새로운 생명을 만난다는 건 참 쉽지 않은 일입니다.
말로는 설명할 수조차 없는 분만의 고통을 이겨내야만 아기와 만날 수 있습니다.
누가 대신해줄 수도 없는, 오로지 엄마 혼자 감당해야 하는 통증.

긴 출산의 여정이 끝나고 나면 산모들은 다시 산후조리를 위해 사력을 다합니다.
몸을 따뜻하게 하기 위해 한여름에 내복까지 챙겨 입고,
나중에 아플까봐 씻지도 못하고 버팁니다.
출산 후 몸조리를 잘 못하면 평생을 고생하게 된다는 무서운 병.
바로 산후풍이라 불리는 출산 후유증에 대한 두려움 때문입니다.

왜 기쁨으로 기억되어야 할 날이 고통의 시작이 되어버린 걸까요.
분명 고통과 통증이 있는데도 그 실체를 알 수 없고, 바람처럼 잡히지 않는 산후풍.
무엇이 어디서부터 잘못되었는지, 이제 그 바람의 실체를 밝혀보려 합니다.

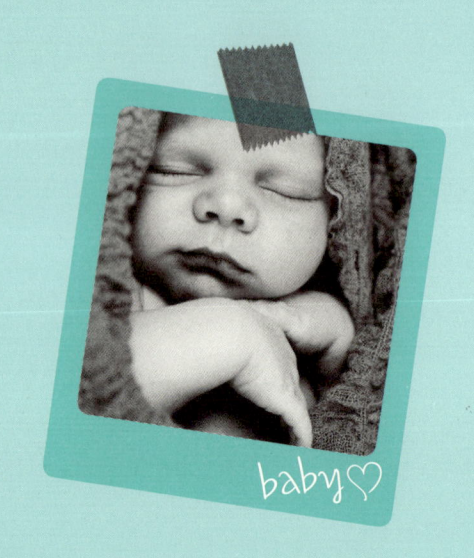

일러두기
1. 인터뷰 사례에 소개된 산모들의 이름은 모두 가명으로 바꿔 적었다

Part 1

산후조리, 왜 중요한가

산후조리란 단지 출산 후 몇 주간의 회복기간만을 의미하는 것이 아니다. 산후 몸과 마음을 어떻게 추스르느냐에 따라 여성의 평생 건강이 좌우될 수 있다. 아이 키우랴, 집안일 하랴, 사회생활에 복귀하랴, 현대 여성들은 다양한 역할을 떠맡은 채 적지 않은 스트레스 속에 살아간다. 출산을 기점으로 여성은 몸과 마음의 변화는 물론이고, 일상생활의 변화 등 상당한 라이프스타일의 변화를 겪게 된다. 산후조리 기간 동안 앞으로 엄마로서 변화된 일상을 받아들이기 위한 준비를 한다고 생각하고, 스스로의 몸을 돌보는 법을 터득하는 기회로 만든다면 더없이 좋을 것이다.

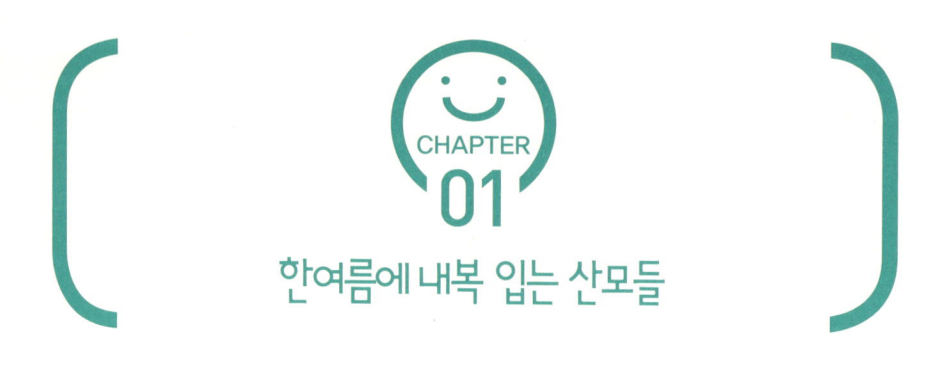

CHAPTER 01
한여름에 내복 입는 산모들

　수은주가 30도를 오르내리는 한여름. 아기를 낳은 지 채 2주가 되지 않은 산모들이 산후조리원에 머물며 몸을 추스르고 있다. 그런데 모두들 소매가 긴 옷을 입고 있다. 두툼한 수면양말도 신고 있다. 그뿐 아니다. 내복까지 껴입은 산모들도 심심치 않게 눈에 띈다. 민소매 옷을 입고 선풍기를 틀어도 숨이 턱턱 막힐 만큼 무더운 한여름에 왜 이들은 온몸을 감싸고 있는 것일까?
　'자고로 애를 낳고서는 몸을 따뜻하게 해야 한다'는 전통 산후조리 지침 때문이다. 산모는 무조건 몸을 따뜻하게 하는 것이 좋다고 알려져 있는 까닭에 한여름이라도 산모가 원하면 난방을 해주는 산후조리원도 있다. 뜸, 좌훈 등 열을 이용한 한방 프로그램도 호응이 높다.
　몸을 따뜻하게 하는 것은 우리나라에서 전해 내려오는 대표적인 산후조리법 중 하나다. 찬바람이 들지 않아야 나중에 뼈가 시리지 않고 건강하게 회복할 수 있다는 말은 누구나 한번쯤 들어봤음직한 산후조리 지침이다. 산모들은 찬바람뿐 아니라 찬물을 마셔서도 안 되고 찬 음식도 금지된다. 몸을 씻거나 머리를 감아서도 안 된다. 무거운 것을 들거나 함부로 몸을 움직이지 말고 가만히 누워 쉬는 것이 바람직하고, 매 끼니마다 미역국을 듬뿍 먹어서 부족한 칼슘과 요오드를 보충해야 한다.

주요 산후조리 수칙들을 지키려다 보니 여름에 출산한 산모들은 더욱 곤욕을 치른다. 특히 무더운 여름에 일주일 넘도록 씻지 못하는 것은 무엇보다도 참기 힘든 일이다. 자연히 여기저기 땀띠와의 전쟁이 벌어진다. 땀이 나도 며칠씩 씻지도 못한 채 온몸을 싸매고 있으니 어쩌면 당연한 일이다. 온몸에 땀띠가 나 고통스러운데도 산모들은 참고 또 참는다.

도대체 왜 한국의 산모들은 한여름 더위를 참아가며 몸을 싸매고 땀을 흘리며 고통을 사서 하는 것일까?

"주변에 선배 엄마들이 아기 낳고 나서 하루가 멀다 하고 병원 다니는 걸 봤어요. 여기저기 시리고 아파서 물건을 들다 떨어뜨리기도 하는 걸 보니까 나도 정신 바짝 차리고 몸조리해야겠다 싶더라고요." - 정민경 씨(가명)

"산후조리를 잘못하면 나중에 뼈마디가 시리고 저린다고 들었어요. 애 낳고 나서 잠깐 동안 참는 것이 평생 아픈 것보다 낫잖아요." - 박윤형 씨(가명)

여러 산모들이 당장 상식적으로 이해되지 않으면서도 힘든 것을 꾹 참고 산후조리 수칙들을 따르는 데에는 나름의 이유가 있었다. 바로 "나중에 아플까봐"서다. 여기에는 바로 '산후풍'이라는 출산 후유증에 대한 두려움이 깔려 있었다.

산후조리만큼은 '제대로' 해야지

우리 어머니들은 말씀하셨다. "아이를 낳고서 산후조리 잘못하면 온몸이 쑤시고 시려서 평생 고생한다"고. 그중에서도 찬물에 손을 집어넣거나 찬바람을 쐬는 것은 절대 금기사항이었다. 어머니가 해주시는 미역국에 흰쌀밥이 차려진 밥상을 받으며 뜨끈한 방바닥에 누워 푹 쉬는 것은 아이를 낳은 여인네가 누릴 수 있는 최고의 호사였다. 한국의 산후조리 문화는 이렇듯 어머니의 경험에서 딸에게로, 또 그 딸에게로 대대손손 전해 내려왔다.

과거 우리 어머니의 삶을 한번 들여다보자. 시집가서 집안일과 농사일, 그리고 아이 키우기까지 모든 일을 홀로 해내야 했던 옛 어머니들의 삶은 고된 노동 환경 그 자체였다. 동트기 전 어둑한 새벽에 가장 먼저 일어나 밥 짓는 일부터 시작해 허리 한 번 펴볼 새 없이 일을 하고 식구들 모두 잠든 새벽녘까지 집안일을 챙기다 가장 늦게 눈을 붙이던 우리 어머니들에게 그나마 산후조리 기간만이 유일하게 몸을 돌볼 여유를 가질 시간이었다.

더구나 의학적 자원이 충분치 못한 시대에 출산은 여성에게 생사를 넘나들 만큼 위험을 감수해야 하는 사건이었다. 그리고 출산 이후 몸을 본래대로 회복하는 것은 평생 건강에 직결되는 중요한 일이었다. 실제로 출산을 하고 나서 몸조리도 제대로 하지 못한 채 집안일과 농사일로 무리를 하는 탓에 병을 얻어 고생하는 일이 흔했던 시대였다. 팍팍한 시집살이라도 하게 되면 몸과 마음 모두 고달팠을 터이다. 나이 들어 온몸이 쑤시고 아픈 게 바로 산후조리를 못해서라고 탓하는 것을 푸념으로 치부한대도 어머니들이 감내하고 살아온 고달픈 삶을 생각할 때 고개를 끄덕이게 되는 것도 그 때문이다.

그렇다면 현대 여성들에게 산후조리는 어떤 의미일까? 전통 산후조리법은 여전히 현대 여성의 평생 건강을 좌우할 만큼 유효한 의미를 지닐까?

아직까지는 젊은 여성들 사이에서도 산후조리만큼은 전통 방식으로, '제대로' 해야 한다는 인식이 강하다. 산후조리를 잘못했다가는 평생 고생한다는 어머니의 말씀에 따라 아이를 낳은 뒤 찬물에 손을 담그거나 찬바람을 쐬는 일을 삼가고, 임신부들이 공유하는 '필수 출산 준비물 목록'에 두툼한 수면양말과 내복을 빠뜨리지 않는다. 또한 최근 몇 년 사이 산후조리원이나 산후조리사의 방문 서비스업이 호황을 누리는 것도 우리의 독특한 산후문화에 기반한다. 적지 않은 비용을 지불해야 함에도 불구하고 많은 산모와 그 가족들이 조리원과 같은 특화된 서비스를 선택하고 있다. 핵가족 사회로의 급속한 변화

속에서도 산후조리만큼은 여전히 한국의 독특한 문화로 지금까지 자리하고 있는 것이다.

여성에게 있어서 임신과 출산, 육아는 커다란 기쁨이자 보람이며, 삶에 상당한 변화를 가져오는 사건이다. 여성의 삶은 출산을 기점으로 확연하게 달라지는데, 이때부터 여성들은 비로소 어머니가 된다. 이때 몸의 변화뿐 아니라 마음의 변화, 생활의 변화까지 한꺼번에 겪기 때문에 어머니가 되는 과정이 결코 순탄하지만은 않다. 그래서 출산 이후 몸과 마음을 어떻게 슬기롭게 다독이고 앞으로의 삶을 준비하느냐 하는 것이 이후 행복한 삶에 막대한 영향을 끼치게 된다.

물론 과거와는 생활환경도, 삶의 질도 달라졌다. 오늘날 젊은 여성들은 대부분 논밭에 나가 일을 하지도 않고, 대가족을 위해 집안일을 건사하지도 않는다. 그러나 여성의 삶에서 아이를 낳고 어머니가 되는 변화의 무거움 자체는 크게 달라지지 않았다. 더구나 저출산 시대에 출산과 육아는 여성에게 과거와는 또 다른 형태로 삶의 무게를 예고하고 있다. 육아와 가사, 사회생활에 대한 부담을 함께 지고서, 경쟁으로 각박해진 세상살이 한가운데서 아이를 키워야 하는 일은 무겁게 이들의 어깨를 짓누른다. 자신의 몸을 돌보며 아이를 키우고 집안일과 사회생활을 동시에 잘해내야 하는 것이 현대 여성의 만만치 않은 현실인 것이다.

전통 산후조리법, 무조건 따라야 하나

우리나라에서 산모들은 자연스럽게 전통 산후조리법을 따라왔다. 그러나 최근 들어 구체적인 산후조리 방법을 둘러싸고 산모들 사이에도 호불호가 갈리는 등 논란이 있는 모양이다. 특히 한여름에 땀띠가 나는데도 내복을 입어야 하는 것에 대해서 이해할 수 없다는 산모들이 많아졌다. 냉난방 시설이 충분한데 무조건 씻지 말고 온몸을 싸매고 있어야 하는지 의아해 하는 이들도 있다. 이들에게 전통 산후조리 방법은 때로 비합리적이고 미신 같은 방식으로 여겨지기도 한다.

실제 전통 산후조리법이 과학적 근거를 바탕으로 하고 있는 것인지는 양방과 한방 등 전문가들 사이에도 의견이 갈리고, 같은 분야의 전문가들 사이에도 기준이 명확치 않은 경우가 있다. 전통 산후조리법이 대체로 민간요법과 풍문으로 전해지다 보니 의학적으로 설명하기 쉽지 않고 오해를 부르는 경우도 적지 않다.

산모들을 두려워하게 만드는 산후풍의 실체는 무엇일까? 산후풍은 현대 의학에서는 인정하지 않는 병명이다. 이름만 있을 뿐 진단과 치료책은 없는 셈이다. 그러나 우리 주변에는 실제로 출산 후유증으로 고생하는 이들이 적지 않다. 경중은 제각각 다르지만 뚜렷한 원인조차 찾지 못하고 속수무책이기 때문에 아이 낳고 몸조리를 잘못해서 아픈 것 같다는 막연한 추측만 할 뿐이다. 그렇기에 산후풍은 더욱 막연한 두려움의 대상이 되었는지 모른다.

그러나 어머니 세대가 산후조리를 하던 방식을 곧이곧대로 따라야 할 필요는 없다. 전통 산후조리법의 좋은 점이 있다면 선택적으로 받아들이면 된다. 또 현실에 맞지 않는 지침이 있다면 과감히 수정하거나 거부하는 자세도 필요하다. 이를 위해서는 먼저 우리의 전통 산후조리법에 대해 면밀하게 알 필요가 있다.

최근에는 외국에서 일부 선진국들을 중심으로 우리의 전통 산후조리 문화에 관심을 갖고 연구하며 그 장점을 취하려는 움직임이 활발하다고 한다. 그러니 주체인 우리가 먼저 전통 산후조리법의 과학적 유효성에 대해 연구하고 숙지해야 하지 않을까?

출산 후 몸조리를 하면서 육아에 적응하기까지는 적지 않은 시간이 요구된다. 그에 해당하는 산후조리 기간은 여성의 몸과 마음의 건강을 돌아볼 소중한 기회가 될 수 있다. 산후조리를 제대로 한다는 것은 몸조리에 관한 수칙을 알고 이를 잘 따르는 것만으로는 그 의미가 충분하지 않다. 산후조리 기간에 몸을 어떻게 관리하느냐에 따라 평생 건강이 좌우될 수 있기 때문이다. 이 시기를 현명하게 보낼 수 있다면 내 몸을 어떻게 돌보며 살아야 할 것인지도 자연스럽게 터득할 수 있다. 여성으로서 건강한 삶을 유지해 나갈 수 있다는 자신감도 얻을 수 있다.

평범한 여성들에게 출산 후 가사와 육아를 병행하는 생활은 고된 일이 아닐 수 없다. 더구나 직장에 복귀해야 하는 입장이라면 일과 가정 어느 것 하나 소홀해서는 안 된다는 부담까지 더해진다.

그만큼 산후조리 기간을 여성으로서, 어머니로서 내 몸과 마음의 건강을 챙기고, 앞으로의 일상을 잘해 나갈 수 있는 준비 기간으로 삼는 태도가 중요하다.

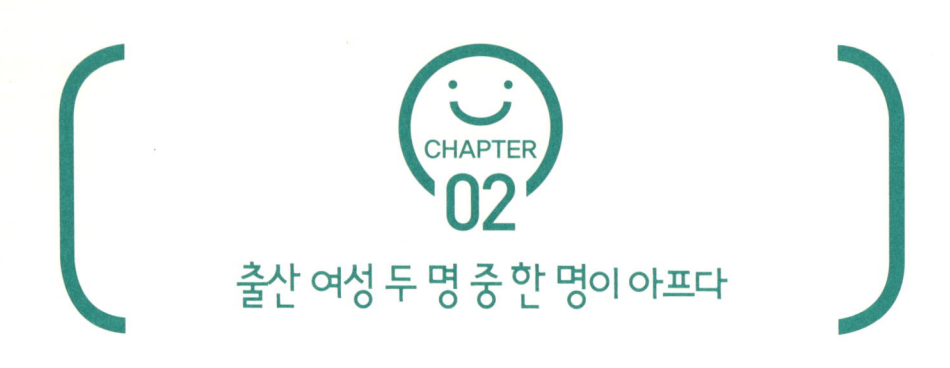

CHAPTER 02
출산 여성 두 명 중 한 명이 아프다

　한 병원의 조사 결과에 따르면 아이를 낳은 여성 두 명 중 한 명이 출산 후 6개월 이내에 한두 가지의 병을 앓는다고 한다.
　많은 산모들이 냉장고의 냉기가 닿을세라 조심하고, 일주일 넘도록 씻는 것을 참는 데에는 과연 그럴 만한 이유가 있었던 것일까? 임신과 출산은 여성의 몸에 어떤 영향을 끼치기에 이렇듯 건강관리에 취약한 상태가 되는 것일까?
　실제 여성의 몸은 임신과 출산을 거치며 폭풍 같은 변화를 겪는다. 이 변화 속에 열쇠가 숨어 있다. 산후조리의 비밀을 제대로 이해하기 위해서는 출산 전후 여성의 몸이 어떻게 변화하는지 아는 것이 중요하다.

여성의 몸을 이해하라

변화는 임신과 함께 시작된다. 출산예정일을 일주일 앞두고 있는 신혜정 씨(가명)는 아기가 나올 때가 다 되어가면서부터는 신발 하나 신는 것도 힘에 부친다. 샤워하고 나오다가 문턱에 걸려 넘어질 뻔했던 아찔한 순간도 몇 번이나 있었다. 이 모든 것이 배가 불러오면서 균형을 잡는 것이 힘들어졌기 때문에 일어난 일이다.

혜정 씨가 균형을 잡기 힘들어진 건 태아가 커지면서 무게중심이 달라졌기 때문이다. 임신 중 태아의 무게를 지탱하기 위해 엄마의 머리 위치는 뒤쪽으로 이동하고 척추는 더 구부러진다. 임신으로 인해 체중이 갑자기 불어나고 허리에 부담이 가해지면서 걸을 때 배를 앞으로 내밀게 되는, 이른바 '배불뚝이 자세'가 연출되는 것이다. 임신한 여성 대부분이 허리통증을 호소하고 척추전만증(lordosis)이 발생하기도 하는 것이 이 때문이다.

척추전만증은 허리 부위의 척추가 앞쪽으로 과하게 굽어져 있는 상태로 척추앞굽음증이라고 하기도 한다. 심할 경우 허리디스크로 이어질 수 있다. 주로 임산부나 하이힐을 많이 신고 다니는 여성들에게 나타나는데 특히 임산부의 경우에는 태아의 무게에 골반이 눌리면서 기울기 때문에 골반통증까지 더해져 걷는 것이 불편해진다.

이렇듯 허리에 부담이 가면서 임산부의 약 70%가 요통과 후골반통을 호소하고 있다. 이 비율은 임신이 진행될수록 증가하고, 경우에 따라 산모의 약

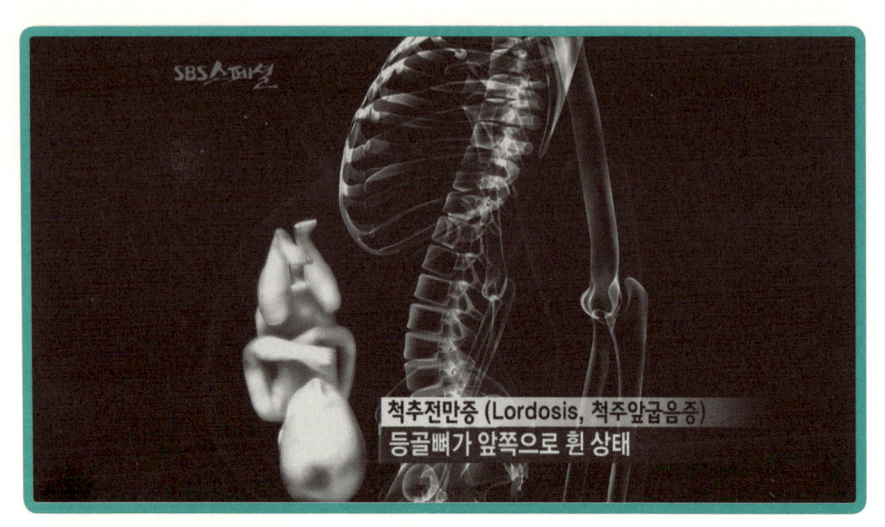

척추전만증 (Lordosis, 척주앞굽음증)
등골뼈가 앞쪽으로 휜 상태

척추측만증

20% 정도는 산후 3년까지 통증 상태가 지속되기도 한다.

임신을 하고 몸무게가 느는 것도 허리에 이중의 부담이 된다. 태아도 커가고 양수 등의 무게도 늘어나기 때문에 임신부의 몸무게가 느는 것은 당연한 일이지만 급작스러운 체중 증가는 몸에 몇 배의 부담으로 작용한다. 흔히 임신 초기에 많은 산모들이 홀몸이 아니라 두 사람이 되었다는 생각에 영양을 과잉섭취하곤 하는데, 이는 좋지 않은 습관이다. 3개월 된 태아는 엄지손가락만 한 크기에 불과하고 5개월 된 태아도 휴대폰보다 작다. 따라서 임신 초기에 불어나는 체중은 대체로 태아가 아니라 산모에게 그 원인이 있다. 산모의 체중이 많이 늘어날수록 임신 중·후반부에 걸쳐 체력적 부담이 커지고 산후에 회복도 그만큼 더뎌진다. 임신 기간에 부족한 영양소가 없도록 하는 것과 영양과잉을 구분하는 지혜가 필요하다.

일반적으로 임신 기간의 몸무게 증가량은 평균 10~15kg 정도다. 그러나 무게에 가해진 중력까지 감당해야 하기 때문에 임산부의 몸이 받는 부담은 그 배가 된다. 운동치료사 한동길 씨의 이야기를 들어보자.

"체중이 1kg 늘면 그 1kg의 무게에 가해진 중력까지 부담으로 늘어납니다. 그렇게 때문에 임산부의 체중이 10~18kg 늘었다고 하면 허리에 엄청난 부담이 될 수밖에 없죠. 특히 근육량이 적은 동양 여성들의 경우 체력적으로 더 취약하기 때문에 체중이 과하게 늘지 않도록 신경 써야 합니다."

문제는 허리에 부담이 많이 가면서 손발 저림 증상도 함께 나타난다는 것이다. 기존의 척추 굴곡이 심해지면서 척추에서 나와 팔과 다리로 연결되는 신경이 만성적으로 당겨지고 그 부분에 저림 현상이 발생하게 된다. 또 인대를 통과하는 근육이 부종으로 굵어지면서 손바닥의 신경을 압박해 손이 저리기도 한다. 임신 후기로 가면 다리에 쥐가 나거나 당기는 증상도 흔히 나타나는데, 이는 골반을 지나는 신경이 늘어난 골반에 눌리기 때문이다. 출산이 가까워올수록 밤중에 잠을 자다가 갑자기 다리에 쥐가 나거나 경련이 이는 것도 이 때문이다.

임신 중 몸무게는 사람마다 다르긴 하나 10~12kg 정도 증가하는 것이 평균치이다. 몸무게가 15kg 이상 증가했다면 과체중이라는 위험신호로 볼 수 있다. 임신 중 몸무게의 변화는 산모와 태아의 건강뿐 아니라 출산 이후 산모의 몸 회복과 비만 예방에도 중요한 변수로 작용하므로 적절한 관리가 필요하다.

best 산후조리

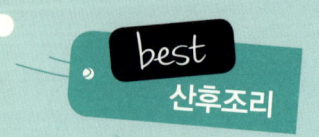

임신 중 허리통증

임신으로 배가 불러오면 허리에 가중되는 부담이 커진다. 골반통증까지 겹치면 걷는 것조차 힘들어진다. 분만이 가까워올수록 허리의 통증은 더 심해지는데 이때 규칙적인 운동과 바른 자세로 어느 정도 통증을 완화할 수 있다.

가벼운 요통이 있을 때는 따뜻한 물로 샤워를 하거나 마사지로 근육의 긴장을 풀어주는 것이 좋다. 배가 불러온다고 해서 과도하게 배를 내미는 자세는 피한다. 물건을 주울 때도 허리를 굽히기보다는 앉는 자세로 줍고, 방 안에 앉을 때는 허리에 베개를 대고 앉는 것이 좋다. 또 임신 중에는 굽이 낮은 구두를 신고, 장기간 서 있을 때에는 양 발을 번갈아가며 무게중심을 바꿔준다.
허리나 골반에 통증이 있을 때에는 잠시 휴식을 취하는 것이 좋다. 다만 똑바로 눕는 자세는 커진 자궁에 혈관이 눌려 혈액순환이 원활하지 않을 수 있으므로 옆으로 누워 다리 사이에 쿠션 등을 넣은 자세로 편안하게 쉰다.
무엇보다 임신 중에도 가벼운 운동을 꾸준히 해 척추와 골반을 지지하는 근육의 힘을 키워주는 것이 요통과 관절통 예방에 좋다. 과한 체중 증가는 허리에 부담을 더할 수 있으므로 적정 몸무게를 유지하도록 노력한다.

출산을 준비하는 몸의 변화

출산이 임박했을 때 임신부는 가히 혁명이라 부를 정도로 신체의 변화를 겪게 된다. 임신 후반기에 접어들면서 점차 가슴이 답답하고 숨이 차오름을 느낀다. 소화도 잘되지 않고 신물이 올라오기도 한다. 똑바로 누워 숨 쉬는 것조차 힘들게 느껴지는데, 이는 태아가 커지면서 내장기관들을 압박하기 때문이다. 이로 인해 위와 간, 폐, 심장의 위치도 원래 자리에서 밀려 올라간다.

방광이 눌려 화장실은 더 자주 가야 하고, 위장이 눌리면서 식사도 조금씩 자주 해야 한다. 배가 불러오면서 대장과 결장도 가슴 근처까지 올라간다. 또한 호르몬을 관장하는 뇌하수체도 커지고 갑상선은 임신 기간 중 무려 30%나 부피가 늘어난다. 이 모든 변화는 출산 후 3개월이 지나야 천천히 제자리로 돌아간다.

임신과 함께 가장 극적인 변화를 맞는 신체기관은 심장이다. 임산부는 출산 직전까지 혈액이 45%나 늘어난다. 이는 액체성분인 혈장과 적혈구의 용적이 모두 증가하기 때문인데,

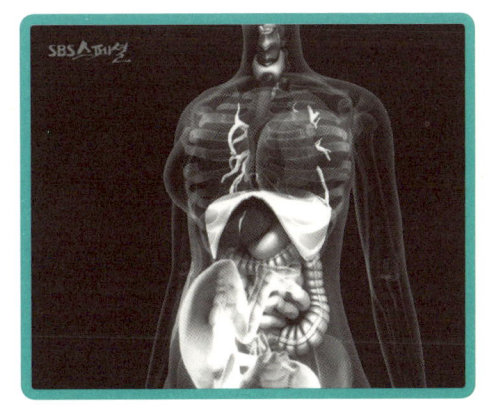

장기 위치의 변화

Part 1 산후조리, 왜 중요한가

특히 혈장 용적의 높은 증가로 인해 적혈구가 희석되어 산모가 빈혈 증상을 느끼게 된다. 또 혈액이 늘어남에 따라 심장은 훨씬 더 많이 고동치고 커진다. 이렇게 임신 중 증가한 혈액은 출산 후 2주 내에 30% 이상 줄어든다.

  임신한 여성의 몸을 평소와 다르게 만드는 또 한 가지 요인은 바로 호르몬이다. 임신 중에는 우리 몸의 관절과 인대를 이완시켜주는 릴랙신(relaxin) 호르몬이 평소보다 10배 이상 늘어난다. 임신 중 태반에서 분비되는 릴랙신은 치골 결합의 관절을 느슨하게 해 출산을 돕는 역할을 한다. 문제는 다른 관절들까지 호르몬의 영향을 받는다는 점이다. 출산 후 릴랙신 호르몬은 급격히 감소하지만 이미 온몸의 관절이 이완된 상태이기 때문에 자칫 작은 충격에도 통증이 나타날 수 있다. 호르몬의 영향으로 늘어난 관절은 보통 출산 후 3개월이 지나야

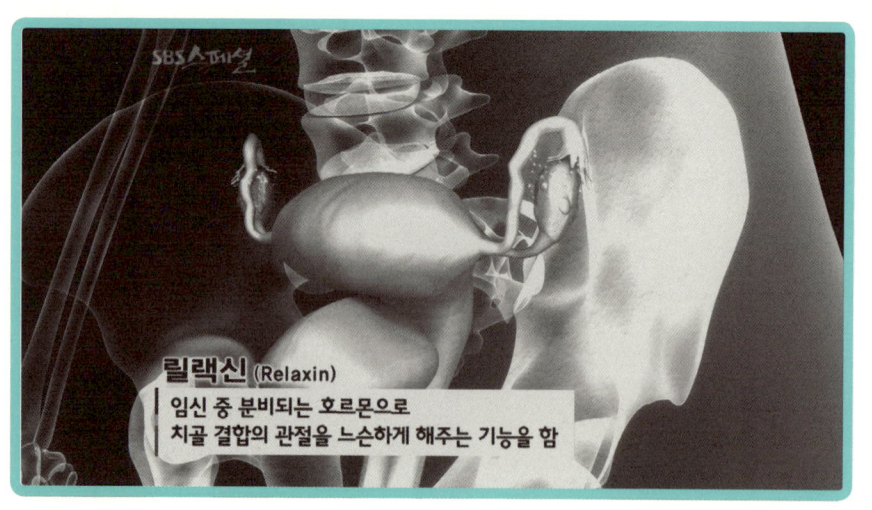

릴랙신 (Relaxin)
임신 중 분비되는 호르몬으로
치골 결합의 관절을 느슨하게 해주는 기능을 함

릴랙신

정상으로 회복된다.

임신한 시기에는 강조하지 않아도 잘 알고 있듯이 무거운 물건을 함부로 들면 안 된다. 또한 무심결에 힘을 빼고 아이를 오래 안고 있는 동작, 가벼운 손수건이나 행주 등을 빨고 나서 물기를 짤 때 손목을 필요 이상으로 돌리는 동작 등 관절의 길이와 각도가 본래의 범위를 넘어 늘어나는 일이 없도록 주의한다.

고통과 감격이 함께하는 탄생의 순간

아기를 만나기 위한 출산 과정 또한 고통과 위험이 따른다. 출산은 산모의 진통과 함께 시작된다. 엄마의 몸은 이미 출산을 위한 준비를 끝낸 상태다. 릴랙신 호르몬의 도움으로 출산 직전 산모의 치골결합은 최소 0.5mm에서 최대 12mm까지 벌어진다.

엄마의 자궁이 온 세상인 것마냥 자라던 태아도 세상 밖으로 나올 준비를 마쳤다. 골반을 빠져나가기 위해 태아의 뇌는 최소한의 크기로 작아져 있는 상태다. 반면 엄마의 골반은 아기가 나올 수 있도록 최대한 넓어져 있다. 자궁수축이 시작되고 본격적인 진통이 시작된다. 길게는 12시간 이상 계속되는 진통으로 엄마는 기진맥진해진다. 하지만 끝이 보인다. 진통의 막바지, 이제 마지막 힘을 줘 태아를 밀어내는 일만 남았다.

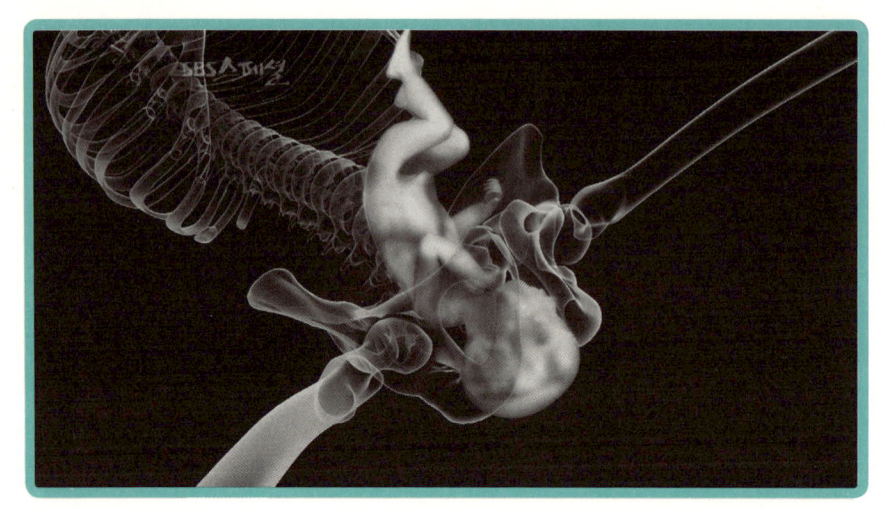

산도를 통과하는 태아

　이때 엄마 혼자 힘을 쓰는 것은 아니다. 태아도 산도를 통과해 나가기 위해 안간힘을 쓰고 있다. 뱃속에서 정면을 바라보던 태아는 골반으로 내려오면서 엄마의 척추 쪽을 바라본다. 뼈로 된 터널을 빠져나오기 위해 마치 열쇠를 돌리듯 골반의 공간에 몸을 맞추는 것이다. 이때 엄마의 자궁과 모든 근육은 태아를 밀어내기 위해 최대한 수축하고, 골반과 치골결합부는 한껏 벌어져 태아가 나갈 수 있도록 길을 열어준다.
　드디어 탄생의 순간이다. 세상 밖으로 나온 아기는 우렁차게 첫울음을 터뜨린다. 온몸이 땀으로 젖은 산모는 출산의 고통은 뒤로한 채 아기를 만난 감격에 들뜬다. "그래, 엄마야. 나오느라 고생했어, 아가야."
　이제 잔뜩 이완되었던 산모의 몸은 회복을 준비하는 단계로 넘어간다. 그러

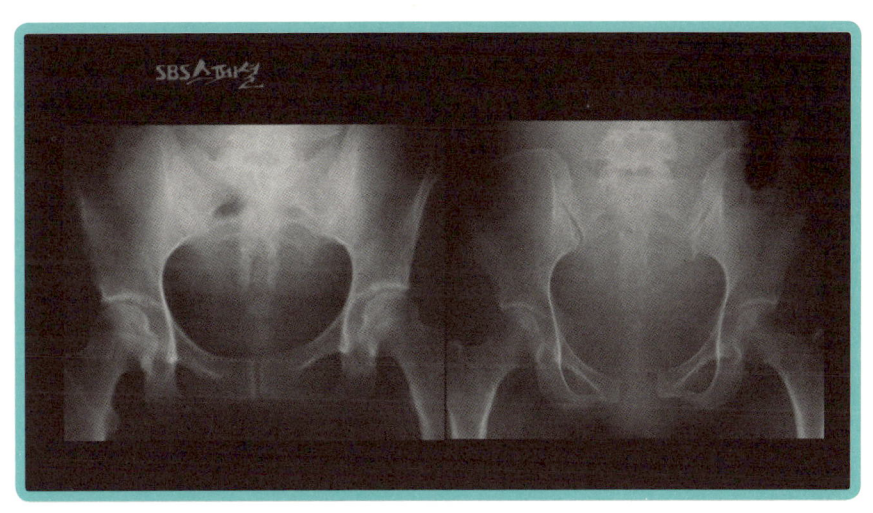

평상시의 치골(좌), 출산 직후의 치골 상태(우)

나 아기를 낳기 위해 늘어났던 골격과 인대가 제자리로 돌아오는 데는 상당한 시간이 걸린다. 특히 출산 과정이 힘들었던 경우에는 회복이 쉽지 않고 출산 후유증을 겪게 되기 쉽다.

성균관의대 삼성서울병원 산부인과 김종화 교수는 "간혹 출산 과정에서 치골결합부가 과하게 늘어나거나 찢어져 골절, 비틀림 등이 생기는 사례가 있다"며 "산후에 이 치골결합부의 회복이 제대로 되지 않으면 여러 가지 통증을 유발할 수 있다"고 지적한다.

치골결합은 좌우 골반의 전면을 연결시켜주는 섬유성 연골 결합으로, 약 1~1.5mm의 수평운동과 약 2mm의 수직운동이 일어난다. 임신 상태에서 분비되는 릴랙신 호르몬의 영향으로 그 간격이 점차 벌어지는데 이로 인해 태아가 산도를 통과하기가 용이해진다. 정상적인 간격은 3.5~4mm이나 출산 중에는 10~13mm까지 이완된다. 다만 이 범위를 넘어가면 치골 파열이 일어날 수 있다. 출산 직후 산모의 치골결합부는 보통 1cm 전후로 벌어져 있지만 대부분 출산 후 3개월에서 5개월 정도 지나면 어느 정도 줄어든다. 그러나 출산 전과 같이 원상회복되지는 않는다.

문제는 출산 시 과하게 힘을 주었거나 태아의 머리가 커서 무리가 간 경우 치골결합부가 2cm 이상 벌어질 때 발생한다. 이런 경우 출산 후 보행에 장애가 오기 쉽고 회복도 더디다.

임신과 출산 과정이 이렇듯 몸 전체의 혁명적인 변화 속에 이루어지고 고통과 위험이 따르다 보니 아이를 낳은 여성이 몸 한두 군데에 통증을 호소하는 것은 결코 드문 일이 아니다.

아기 낳으니 엄마 몸은 뒷전

한 병원의 설문조사 결과, 출산 여성 두 명 중 한 명이 산후 6개월 내에 질병을 앓는 것으로 나타났다. 또 대부분이 한 건 이상의 질환을 앓았다고 응답해 우리나라 출산 여성들의 산후 건강관리가 상당히 취약함을 드러냈다.

삼성서울병원이 출산경험이 있는 여성 202명을 대상으로 '출산 후 6개월 이내 유병률'을 조사한 결과 무려 47%(95명)가 병이 생겼다고 답했다. 이중 산후에 새로운 병이 생긴 경우가 34%(69명), 기존 증상이 더 악화된 경우가 13%(26명)로 조사돼 대부분의 산모가 출산 이후 새로운 질병에 노출되어 고충을 겪은 것으로 나타났다.

가장 많이 나타난 질병으로는 △비만(23건) △요통·관절통(22건) △요실금·변실금(20건) △우울증(19건) △치질(19건) △빈혈(18건) 등이었다. 이 외에도 △치아질환(14건) △변비(13건) △유선염(11건) △갑상선(7건) △회음부통증(7건) △질이완·자궁탈출(4건) △질염·편두통·신우신염 등의 순(복수응답 가능)으로 다양한 질환들이 산모들을 괴롭혔다.

더욱 주의 깊게 보아야 할 조사 결과는 이러한 질병에 대응하는 산모들의 태도에서 나타난다. 산모들은 갑상선이나 유선염, 치아질환 등에 대해서는 비교적 적극적으로 치료에 임하고 있었다. 그러나 비만이나 변비, 우울증, 빈혈, 요실금 등과 같은 질환에 대해서는 적절한 치료가 이뤄지고 있지 않은 것으로 나타났다. 산모들이 이러한 산후 증상을 병으로 인식하지 않거나 적극적인 치료 의지를 보이지 않은 것이 주된 이유였다. 산후 질병이 있었다고 응답한 여성들은 대부분 한 건 이상의 질환(평균 1.9건)을 경험했다고 답했다.

출산 후 여성들이 쉽게 질병에 걸리는 이유는 임신과 출산을 겪으면서 신체의 호르몬 등 대사 균형이 깨지고 근육과 뼈 등이 크게 이완되었기 때문이다. 그뿐 아니라 산후 몸이 완전히 회복되지 않은 상태에서 여성들은 아기를 안고 수유를 하거나 육아와 가사를 병행하게 된다. 일상 자체가 관절이나 근육에 무리를 주기 쉬운 생활이다 보니 그만큼 통증도 쉽게 오고 질환에 걸릴 확률도 높아진다.

특히 엄마들은 육아에 집중하다 보면 자신의 문제로는 병원을 쉽게 찾지 못하는데 이것 또한 산후 여성건강을 해치는 주요한 요인이다. 임신 중에는 건강관리에 많은 신경을 쓰던 산모들도 막상 출산 후에는 자신에게 소홀해지기 쉽다.

최근 미국에서 출산 후 여성의 건강에 대한 관심이 높아지고 있다고 한다. 미국 보스턴대학교 공중보건학과의 유진 데클럭 교수가 2008년 미국 여성들의 출산 후 생긴 질병에 대해 조사하였는데, 그 내용을 살펴보면 미국에서도 출산 후 여성들의 건강 회복이 순조롭지만은 않은 것을 확인할 수 있다.

미국 여성들의 출산 후 생긴 질병(903명)
출처 : 보스턴대학교 유진 데클럭 교수, 2008년

출산 후 2개월 시점에 실시한 조사에서 산모들은 수면장애(61%), 우울증(37%), 요통(36%), 두통(26%) 등의 증상을 호소했다. 출산 6개월 후에 다시 조사한 결과는 어떠했을까? 비율이 다소 감소하긴 했으나 많은 산모들이 여전히 같은 증상을 호소하고 있었다.

"여성이 일단 출산을 하고 나면 자신의 건강이나 심리가 아니라 아기가 더 중요해져요. 좀 슬픈 얘기지만 엄마에게 문제가 생기더라도 엄마는 그냥 견디고 아기에게 더 집중하려고 하지요. 아기가 괜찮으면 자신에 대해서는 뭐라 말하지 못합니다. 안타까운 일이에요."

유진 데클럭 교수는 "여성들이 출산을 하고 나면 막상 본인의 건강문제에 대해서는 소홀하기 쉽다"며 "산후 여성의 건강문제에 많은 관심과 사회적인 지원이 필요하다"고 강조했다.

엄마가 아프면 아이를 제대로 돌볼 수 없다. 그럴 경우 아이의 건강과 성장에도 문제가 생긴다. 이는 결국 가정과 우리 사회의 건강과도 직결되는 문제다. 출산 후 여성의 건강문제에 관심을 갖고 다양한 차원에서 지원이 이루어져야 하는 이유도 여기에 있다.

'비만', 출산 후 가장 큰 걱정거리

출산 후 여성들이 가장 걱정하는 문제는 무엇일까? '산후 건강관리'를 주제로 한 설문조사(삼성서울병원, 2006년)에 응한 산모들은 비만 등 임신 뒤 변화된 체형문제(46%)와 육아문제(28%)를 가장 큰 걱정거리로 꼽았다. 걱정하는 문제가 '없다'고 답한 산모도 12%였고, 신후통(6%), 피임(4%), 다음 출산(3%) 등이 뒤를 이었다.

특히 비만에 대해서는 절반에 가까운 임산부들이 고민을 하는 것으로 나타났다. 실제 산모들을 대상으로 임신 전 체중과 산욕기가 끝나는 출산 후 2개월, 4개월, 6개월 후의 체중변화를 조사한 결과, 출산 2개월 후 평균 5.3kg이 증가했고, 4, 5개월 후에는 각각 4.5kg, 4.4kg이 증가하는 것으로 조사됐다. 임신 전에 비해 출산 후 평균 4.4~5kg 정도의 체중이 증가한 것이다. 많은 산모들이 다이어트를 고민으로 꼽은 것도 무리는 아니다.

산후 건강관리법으로 산모들은 미역국 등 양질의 식사(61%)를 가장 많이 이용했으며 이어 한약(22%), 운동(10%), 영양제(7%) 순이었다. 그리고 여성들은 출산 후 산후조리를 하는 곳으로 친정을 가장 선호했는데, 친정(42%), 자택(36%)이 전체의 대부분을 차지했고 산후조리원은 15%, 시댁은 6.5%에 불과했다.

여성들이 출산 후 외부로부터 도움을 받는 기간은 1개월 미만이 56%, 1~2개월이 37%, 1년 이상은 3%, 3~6개월 3%, 6개월~1년 0.6%로 조사돼, 대부분의 여성들이 출산 후 적어도 2개월까지는 적극적으로 외부의 도움을 받고 있는 것으로 나타났다.

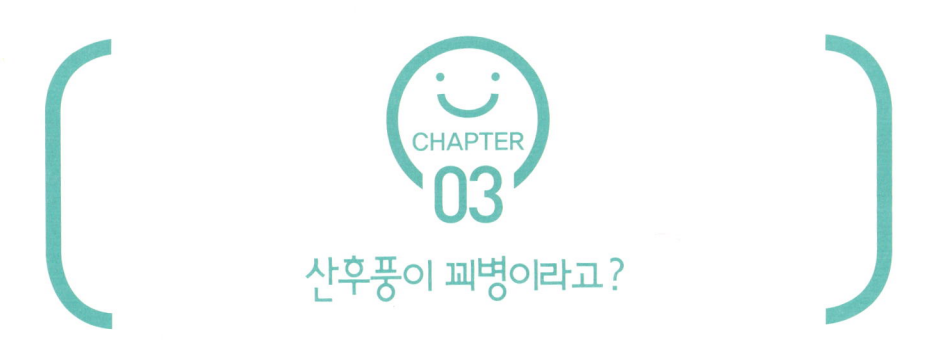

CHAPTER 03
산후풍이 꾀병이라고?

　산후풍은 출산 후 산후조리를 잘못했을 때 걸린다고 알려진 출산 후유증으로, 관절이 아프거나 몸의 특정 부위가 시리는 등 산후에 나타나기 쉬운 질환들을 통틀어 지칭하는 말이다. 그래서 많은 산모들이 산후풍에 걸리지 않기 위해서라도 산후조리만큼은 제대로 해야 한다고 생각한다.
　그러나 우리의 일상 속에서 산후풍은 때때로 엄살이나 꾀병 정도로 취급된다. 통증은 분명 있는데 정확한 원인을 알 수 없고 병원에서조차 진단과 치료가 어렵기 때문이다. 보이지 않는 통증으로 인해 주변의 이해도 받지 못하니 환자 본인은 더 괴롭다. 그런 까닭에 오랜 통증에 시달리는 산후풍 환자들은 우울증을 호소하는 경우도 있다.
　산후풍은 정말 대수롭지 않은 증상이 과장된 것일까? 산후풍은 도대체 어떤 병이기에 보이지 않는 곳에 숨어서 여성들을 괴롭히는 것일까?

거리 인터뷰에서 만난 50대 남성은 이렇게 말했다.

"옛날 우리 어머니들은 애 낳고서도 곧장 밭에 가서 일하고, 그 대식구들을 건사하면서도 애 업어 키우고 다했잖아요. 자식들 여럿 낳고도 농사짓고 밥하고 집 안팎 다 거뒀는데 지금은 한두 명 낳고도 어렵다고들 하니 요즘 사람들이 좀 참을성이 없는 것 같아요."

인터뷰에 응한 다수의 50~60대 남성들은 산후풍에 대해 '요즘 사람들의 유난스러움' 정도로 이해하고 있었다. 그들은 아이 낳고서 "온몸이 쑤신다", "뼈마디가 아프다", "몸이 시리다"고 하는 젊은 여성들의 하소연이 어머니 세대에나 어울릴 법한 엄살로까지 보인다고들 했다.

그러나 예전처럼 논밭 일을 하지 않고 대가족 집안일을 건사하지 않는 현대에 오히려 산후풍이 쉽게 발병될 수 있다는 경고도 있다. 냉난방 기기의 발달로 여름에는 에어컨이 땀을 식혀주고, 겨울에는 온풍기와 난로 등으로 추운 줄 모르고 지내다 보니, 요즘 사람들이 찬바람과 기온 차에 더 민감해졌다는 것이다. 게다가 과거보다 영양 상태는 좋아졌으나 그에 반해 기초 체력이 약해져 오히려 면역력이 취약해졌다는 것이 그러한 주장의 취지이다.

또한 20~30대는 산후풍에 대해 어떻게 생각하고 있을까?

젊은 남성이나 여성들이라고 해서 산후풍에 대해 갖는 문제의식이 심각하다고는 볼 수 없다. 젊은 세대일수록 산후풍에 대해서 출산 후에 잠깐 왔다 가는 신경통이나 감기 정도로 생각하는 경향이 높다.

그러나 실제 주변에는 아이를 낳은 후 산후풍 때문에 고통의 시간을 보내는 이들이 적지 않다. 심할 경우 일상생활도 자유롭게 하지 못하고 누워 지내거나 수십 년간 만성적인 통증에 시달리는 경우도 있다.

몸에서 찬바람이 나와요

수은주가 30도를 웃돌던 8월 초. 이경진 씨(가명, 35세)를 만난 건 에어컨이 기세 좋게 돌아가는 지하철 안이었다. 그런데 이경진 씨는 남들처럼 에어컨 바람을 시원해하기는커녕 고개를 푹 숙이고 몸을 잔뜩 움츠린 채 괴로워하고 있다. 11년 전 둘째를 낳고 나서부터 그녀는 바람이라면 아주 질색을 한다.

경진 씨는 여름이 되면 집 밖에 외출하기가 막막하다. 남들 같은 짧은 옷과 샌들은 꿈도 못 꾼다. 긴 소매, 긴 바지를 입고 지하철을 탔건만, 결국 도중에 내리고 말았다. 에어컨 바람을 견디지 못한 탓이다. 목적지도 아닌 역에 도망치듯 내린 그녀는 진이 빠져 역사 한쪽에 주저앉아버렸다.

경진 씨는 남편과 함께 중국식당을 운영하고 있다. 가게 안은 한여름의 후끈한 열기가 가득하다. 가게에 에어컨은 아예 들여놓지도 않았다. 그런데 그녀는 이곳에서도 겨울옷에 모자까지 쓰고 일하고 있다. 저 멀리서 돌아가는 선풍기 때문이다. 경진 씨는 선풍기 바람도 힘들어하며 연신 양 팔을 쓸어내린다. 그녀는 잠시 잠깐의 찬 기운도 견디지 못해 냉장고 문조차 마음대로 열지 못한다. 경진 씨의 남편은 그런 아내가 안타까우면서도 냉장고 문 여는 것조차 꺼려하는 아내를 이해할 수 없다는 눈치다.

"추운 걸 가장 힘들어 해요. 바람이 문제죠. 바람만 쐬어도 가슴이 시리다고 하니까요."

경진 씨 본인이 느끼는 고통은 옆에서는 짐작할 수 없을 정도다.

"살고 싶은 마음이 없을 때도 있어요. 몸이 너무 안 좋을 때는 이불을 뒤집어 쓰고 있어도 한기가 느껴져요. 몸에서 찬바람이 나오는 것 같아요."

경진 씨는 대체 왜 이런 고통에 시달리고 있는 것일까? 건강하던 그녀에게 무슨 일이 생긴 것일까? 그녀는 이 모든 것이 바로 산후풍 때문이라고 믿고 있었다. 둘째아이를 낳고 한 달 정도 몸조리를 한 후 본격적으로 집안일을 시작했는데 그때 별 생각 없이 찬물에 손을 담갔던 것이 화근이 된 게 틀림없다며 두고두고 후회하고 있었다. 게다가 당시 살던 곳이 바닷가 근처였던 점도 마음이 쓰인다. 경진 씨는 그때의 세찬 바닷바람도 지금 겪는 고통의 원인이 아닐까 의심하고 있다. 아이 낳고 3개월 후부터 서서히 몸이 시리는 증상이 시작됐기 때문이다.

과연 경진 씨의 생각대로 몸에 한기가 드는 증상이 산후조리를 잘못해서 시작된 것일까?

그러나 바람이 두렵거나 시린 것보다 더 심각한 산후풍의 사례도 있다.

문현주 씨(가명, 38세)는 2010년 2월, 둘째를 출산한 후부터 몸이 아파 친정에서 요양 중이다. 그녀는 아이를 낳은 후 온몸이 마디마디 바스라지는 듯 아프고 걷기조차 힘들다며 고통을 호소했다. 용하다는 정형외과와 한의원을 전전해봤지만 속 시원하게 문제의 원인을 짚어낸 병원이 한 군데도 없었다. 상황이 이렇다 보니 적절한 치료도 받지 못한 채 벌써 반년이 흘렀다.

둘째를 낳기 전까지만 해도 병원 한 번 가는 일 없이 건강했던 현주 씨. 그녀는 자신이 이렇게 갑작스럽게 몸져눕게 된 것이 다 출산 후 몸조리를 제대로 하지 못한 탓이라고 생각하고 있었다. 둘째를 낳고서 산후조리를 할 때 열어놓은 창문으로 바람이 들어왔던 것을 회상하며 그녀는 그 찬바람을 맞은 것 때문에 지금의 병을 얻었다고 확신하고 있었다.

둘째 손자를 만난 기쁨도 잠시, 친정아버지는 몸을 가누지 못하는 딸을 안쓰러운 눈길로 바라보며 현주 씨의 팔다리를 연신 주물러준다.

"몸이 어디 한 구석 안 아픈 데가 없다고 울어요. 아파서 죽을 지경이라고 하는데도 방법이 있어야지요. 큰 병원을 가도 별 도리가 없고…. 병명이 안 나오니까 답답한 노릇이죠."

현재 큰아이는 시댁에 맡겨진 채 엄마의 손길을 그리워하고 있다. 갓난 둘째를 곁에 데리고 있다고는 하지만 몸이 아프니 마음껏 안아줄 수도 없다. 현주 씨는 몸이 아픈 것도 고통이지만 사랑스러운 두 아이에게 엄마 역할을 제대로 해줄 수 없는 처지가 너무나 마음 아프다고 말한다. 아픈 엄마를 물끄러미 쳐다보다가 "엄마 다 나으면 나랑 놀아줘"라고 한마디 하고는 뒤돌아서서 눈물을 훔치던 큰아이의 모습이 지금도 어른거린다. 엄마가 아프니 어린 나이에 어른이 다 된 아이에게 그저 미안할 뿐이다.

현주 씨가 둘째를 낳으면서 꿈꾸었던 생활은 소박했다. 작은아이를 유모차에 태우고 큰아이 손잡고 산책 다니는 것. 그것이 그렇게도 큰 욕심이었을까? 뚜렷한 병명도 치료 방법도 모르는 채로 하루하루 견디기 어려운 통증 속에서 속수무책인 지금의 현실이 그래서 더 기가 막힐 뿐이다. 이 고통의 나날이 언제 끝날지는 알 수 없다. 아픈 그녀를 지켜보는 온 가족의 걱정과 근심은 날이 갈수록 커져가고 있었다.

대체 어디에서부터 잘못된 것일까? 왜 기쁨으로 기억되어야 할 출산의 날이 고통의 시작이 된 것일까? 현주 씨의 말대로 아이를 낳고 찬바람을 쐬었기 때문에 산후풍에 걸린 것일까? 그렇다면 산후풍은 정말 평생 고칠 수 없는 병일까?

막연히 아이를 낳고서 몸조리를 제대로 하지 못해 걸리는 병이라고들 알고 있지만, 산후풍은 이렇듯 원인도 분명치 않고 병원에서조차 진단을 내리기가 쉽지 않은 병이다. 몸이 시리고 관절이 쑤시는 통증으로 나타나는가 하면, 심하게는 몸을 움직일 수 없을 정도의 중증도 있다. 산후풍은 증상도 제각각인 데다 정확한 원인과 병명을 찾기 힘들다 보니 치료는 물론이고 가까운 가족들의 이해를 구하기도 쉽지 않은 것이 사실이다.

산후풍, 한국 여성만의 고통은 아니다

우리나라 산모들이 강박관념에 가까울 정도로 산후조리에 부담을 느끼는 이유는 이렇듯 말 못할 고통을 수반하는 산후풍에 대한 두려움 때문이다. 그러나 임신을 하고 아이를 낳아 키우는 일은 세계 어느 나라 여성이나 다를 것 없다. 그런데 왜 유독 우리나라에만 산후풍에 대한 두려움이 있는 걸까? 특별한 산후조리를 하지 않는 외국 여성들은 전혀 아프지 않은 걸까?

미국 메릴랜드주에서 만난 다섯 아이의 엄마 마리안 모닝스타 씨(44세). 그녀는 16년 전 막내아이를 낳고 나서부터 원인 모를 통증에 줄곧 시달려왔다.

아이를 낳고 두 달쯤 지나서부터 생기기 시작한 산후 후유증은 지금까지 계속되고 있다. 우선 다리부터 손, 어깨, 견갑골, 허리 등 온몸의 관절 부위에서 심한 통증을 느낀다. 또 찬 기운에 몹시 민감해져서 예전과 달리 출근할 때 스웨터를 가지고 다녀야 하고, 한여름에도 손이 시린 증상 때문에 틈 나는 대로 손을 주물러가며 일하곤 한다. 하지만 눈에 보이지 않는 그녀의 고통을 이해해주는 이는 많지 않다. 그녀는 최근 병원에서 혈액 검사와 관절 MRI 검사를 해보았지만 모두 정상으로 나왔다.

"허리와 어깨가 너무 아팠는데도 병원 검사 결과는 정상이었어요. 사람들이 보기엔 모든 것이 정상이고 검사도 문제가 없다고 나오니 이해를 못하는 거죠. 왜 몸이 아프냐고 묻는데 어떻게 대답해야 할지 모르겠어요. 겉으로 보기에는 아무런 문제가 없으니까요."

마리안은 본인의 고통을 누구 하나 제대로 알아주지 않는다는 사실에 더 힘들어했다. 남편 테드 모닝스타 씨는 아내가 출산 후 이렇게 아플 것이라고는 생각조차 못했다. 마리안이 워낙 활동적이었기 때문에 함께 테니스를 치거나 산책을 다니는 일이 부부의 큰 즐거움이었다. 그러나 그것도 옛이야기가 되어 버렸다. 몸을 움직이면 조금이라도 나아질까 싶어서 남편은 아내에게 산책을 권했다. 마지못해 따라나서보지만 마리안은 채 5분을 걷기 힘들어 했다.

마리안의 온몸에 나타나는 통증과 피로감, 찬 기운에 민감한 증상 등은 우리나라에서 만난 산후풍 환자들의 증세와 매우 유사했다. 병원에서 정확한 원인을 밝히지 못한 점 또한 같았다.

'산후풍'이라는 단어를 사용하지 않을 뿐, 미국에도 국내 산후풍 환자들과 유사한 경험을 호소하는 이들이 있다. 인터넷사이트 '미국 아기엄마들의 모임'을 보면 이 같은 어려움을 호소하는 글들을 어렵지 않게 찾을 수 있다.

"최근 모든 검사를 받았고 류머티즘 전문가에게도 가봤지만 아무것도 발견되지 않았다."

"통증이 18개월째 계속되고 있다. 비관적이다. 관절, 엉덩이, 무릎, 손, 특히 발이 아프다. 이 고통에 익숙해져가는 것 같은데 의사가 뭔가를 놓친 것 같다는 생각을 떨칠 수 없다."

> I've passed all tests recently, have seen a rheumatologist and nothing.
>
> 최근 모든 검사를 받았고 류머티스 전문가에게도 가 봤는데 아무 것도 발견되지 않았다

> It's been 18 months; it's discouraging. My pain is in my joints, hips, knees, hands and especially my feet. I guess I'm getting used to the pain but I can't help wonder if the doctors are missing something.
>
> 통증이 18개월째 계속되고 있다. 비관적이다 관절, 엉덩이, 무릎, 손, 특히 발이 아프다 이 고통에 익숙해져 가는 것 같은데 의사가 뭔가 놓친 것 같다는 생각을 떨칠 수 없다

> It was so bad that I would wake up in tears from the pain. My husband had to bring me the baby so I could feed himas I was unable to pick him up.
>
> 고통 때문에 울면서 일어난다 내가 아기를 안을 수 없기 때문에 수유할 땐 남편이 아기를 데리고 와야 한다

> I went to a Chinese medicine practitioner to see if there were other options, more natural options.
>
> 다른 치료책이 있을까 싶어 중국 의사를 찾아가 보았다

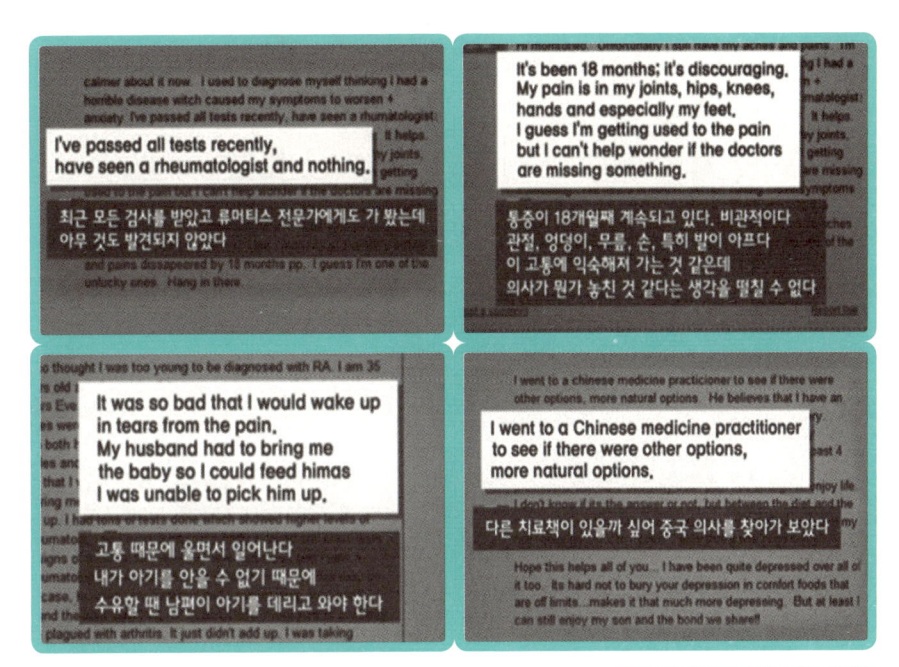

미국 아기엄마들의 모임 게시판

"고통 때문에 울면서 일어난다. 내가 아기를 안을 수 없기 때문에 수유할 땐 남편이 아기를 데려와야 한다."

"다른 치료책이 있을까 싶어 중국인 의사를 찾아가보았다."
— '미국 아기엄마들의 모임' 게시판 중에서

아기를 낳고 곧바로 샤워하고 아이스커피를 마시며 병원을 나서도 끄떡없

는 것으로 알려졌던 서구 여성들 가운데서도 우리와 비슷한 고통을 호소하는 이들이 있었다. 출산 후 나타난 거동의 불편함, 병원에서도 쉽사리 진단을 내리지 못하는 고통과 통증. 우리가 산후풍이라 부르는 병과 유사한 증상들이다.

최근 미국을 비롯한 서구에서도 출산 후 여성의 건강문제에 대한 관심이 높아지고 있다. 산후우울증을 포함해 출산 후 여성의 건강관리에 관한 조사와 연구, 지원 활동이 다채롭게 이루어지고 있다. 이와 동시에 아시아의 산후조리 문화도 주목받고 있다. 출산 후 일정 기간 동안 여성의 몸과 마음을 돌보는 특별한 산후조리 문화 속에서 해결책을 찾으려고 시도하는 것이다.

물론 인종적·문화적 차이는 존재하겠지만 출산 후 여성의 몸과 건강의 중요성은 국경을 뛰어넘어 새롭게 주목받고 있다.

어머니들의 경험에서 경험으로 전해 내려와 때로 속설이나 미신처럼 여겨지기도 했지만 막연한 두려움 때문에 무조건 믿고 따랐던 산후조리 문화. 이제 우리도 그 전통에 대해 좀 더 과학적이고 체계적으로 접근하는 한편 지혜롭게 실천할 필요성이 제기되고 있다.

「전문가 Q&A」 코너는 산후 후유증에 대해 막연한 두려움과 너무 많은 정보로 갈피를 잡지 못하는 예비 산모들이 가장 궁금해하는 질문을 모아 한의사 조웅 선생님께 답변을 들어보는 코너입니다.

전문가 Q&A 산후풍이 궁금해요

산후풍을 진단하고 치료하기가 쉽지 않다고 합니다. 옛 문헌에 보면 유명한 의사도 못 고친다는 말이 있는데요, 정말 치료가 어렵습니까? 그 이유는 무엇일까요?

산후풍은 "뼈마디에 바람이 들어오듯 시리고 아프다"고 하는 사지관절 및 관절 주변의 통증에서부터 류머티스성 질환, 근육통 그리고 자율신경실조증에 이르기까지, 출산과정과 산후에 발병할 수 있는 여러 증상들을 민간에서 통칭하는 개념입니다. 그러나 산모들이 호소하는 갖가지 통증을 단일 질환으로 접근해서는 곤란합니다. 특히 출산과정에서 가장 문제가 되는 상황은 감염과 과다출혈인데, 옛날에는 이러한 위기상황에 충분히 대처하기가 여의치 않았고 그에 따른 후유증도 컸을 것입니다. 아울러 근골격계의 만성적 피로 누적과 실질 조직의 손상이 혼재되어 있기 때문에 치료가 쉽지 않았던 것입니다.

출산 후 어떤 증상이 있을 때 산후풍을 의심하고 병원을 찾아야 할까요? 한방에서 진단하는

산후 3일에서 3주 사이에는 자궁이 회복되고 수유에 익숙해지는 시기에 수반되는 하복통, 오로 배출, 유방의 뭉침 그리고 발한의 증가가

Part 1 산후조리, 왜 중요한가   51

산후풍 환자의 특징을 알려 주세요.

자연스럽게 나타날 수 있습니다. 하지만 산후 6주가 지나도록 지속되는 오로 배출, 한출과다, 근육통, 관절부위 통증, 전신 혹은 국소적인 냉감, 하복통, 부종, 우울감, 어지럼증 등은 산모의 회복력이 떨어지는 징후이므로 진료를 받아 보는 것이 좋습니다. 한방에서는 계통별로 나누어볼 때, 동통증상(온몸, 일부분 : 머리, 어깨, 목, 등, 팔꿈치, 손목, 발목, 아랫배, 허리, 골반, 잇몸), 전신증상(어지럼증, 다한, 이명, 무기력증, 오한, 발열, 부종, 식욕저하, 소화불량, 감각둔화, 기미, 손발저림, 빈뇨, 탈모) 그리고 정신신경계 증상(불면, 심계항진, 불안, 흉부압박감, 안면홍조, 건망증, 기억력감퇴) 등을 특징으로 보고 접근하고 있습니다.

산후풍을 치료할 때 환자나 가족들은 어떤 점을 주의해야 할까요?

산모를 가만히 누워 있게 하는 것만이 최선의 안정은 아닙니다. 산모에게 있어 가장 큰 부담은 낯선 생활의 변화와 언제 끝날지 모르는 육아에 대한 두려움입니다. 그리고 다시 회복되지 못한 채 그대로 중년으로 늙어버릴 것 같은 우울감이 그 시기의 감정의 근간을 이룬다 해도 과언이 아닙니다. 환자와 가족들은 산모가 겪게 되는 여러 과정들이 이런 부정적인 감정과 결부되지 않도록 배려하는 것이 가장 중요합니다.

한방에서는 산후풍 진단과 치료가 어떻게 이루어지나요?

민간에서 흔히 말하는 '화병'은 정식 병명은 아니지만 스트레스로 인한 하나의 증후군입니다. 한방에서는 산모가 호소하는 불편에 따라 신체관절의 동통증상, 전신증상 또는 정신신경계 증상으로 산후 후유증에 접근하고 있습니다.
산후풍으로 쉽게 치부해버리기 전에 명확한 치료법이 있는지 감별해야 합니다. 예를 들어 감염으로 인한 질환, 갑상선 질환, 결핍성 빈혈, 근이영양증, 말초 혈관성 질환, 말초성 신경병증, 자가면역 질환, 자궁복구 부전, 우울증 등과 같은 경우에도 흔히 산후풍이라 여기기 쉽기 때문입니다.

baby ♡

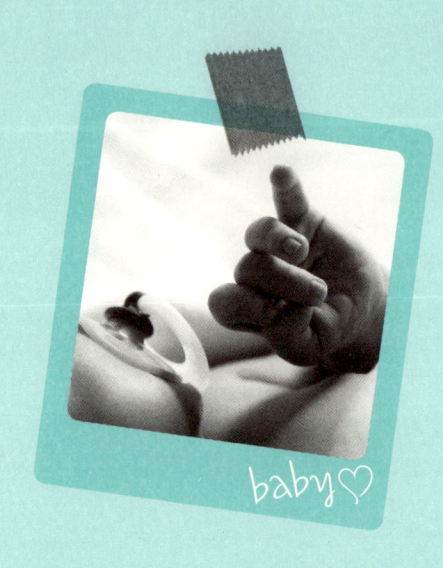

Part 2

바람처럼 잡히지 않는 산후풍

출산을 앞둔 여성들이라면 누구나 두려워한다는 출산후유증, 즉 산후풍의 실체를 밝히는 데서 이 책은 출발했다.

제작진의 취재 결과 실제로 적지 않은 수의 산후풍 환자들이 물리적 통증으로 고통 받고 있었으며 그들의 통증은 의학적 진단으로 명확하게 규명되지 않는 탓에 주변 사람들로부터 제대로 이해받지 못하는 이중의 아픔이 되고 있었다.

따라서 산후풍을 이해하기 위해서는 출산 전후 여성의 몸의 변화를 세심하게 들여다보아야 한다. 임신과 출산이라는 사건을 겪으면서 여성의 몸은 폭풍과 같은 변화를 겪는다.
바로 여기에 비밀의 열쇠가 숨어 있다.

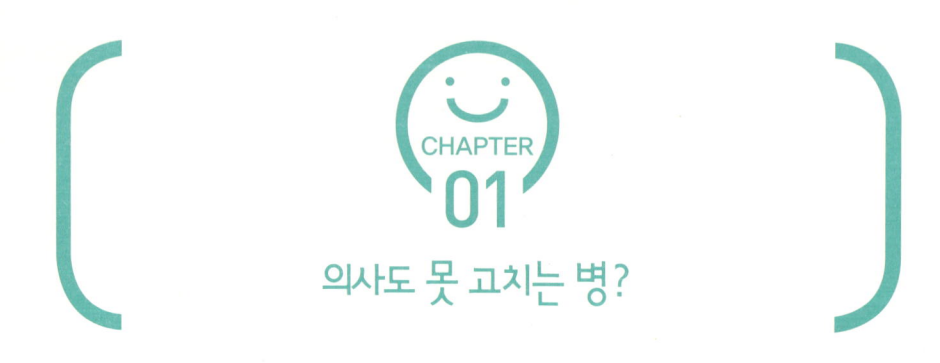

CHAPTER 01
의사도 못 고치는 병?

출산 후 몸조리를 잘못하면 평생 고생하게 된다는 산후풍. 이름난 의사도 고칠 수 없는 병이라 알려진 산후풍은 도대체 무엇이기에 이토록 막연한 두려움의 대상이 된 것일까?

일반적으로 산후풍은 출산 후에 발생하는 시림 및 저림 증상, 관절 통증 등 일체의 증상을 일컫는다. 그러나 산후풍은 실제로는 질병으로 인정받지 못하고 있다. 특히 서양의학을 기반으로 한 현대의학에서는 산후풍이라는 병명조차 존재하지 않는다. 산후풍이 의심스러워 병원에 찾아간다 해도 진단과 치료가 쉽지 않은 것은 그 때문이다.

그렇다면 산후풍은 과연 존재하지 않는 병일까? 그렇지만은 않은 것 같다. 우리나라에서 산후풍은 건강보험의 혜택을 받는 질병 중 하나이다. 건강보험

심사평가원에 따르면 지난 2009년 한 해에만 산후풍으로 진단받은 환자가 무려 8000여 명이 넘는 것으로 나타났다.

잡히지 않는 산후풍의 실체

산후풍을 인정하지 않는 현대의학에서도 출산 후 일정 기간 동안 몸 회복에 각별한 주의를 기울일 것을 권고하고 있다. 아이를 낳은 여성의 자궁과 신체 기관이 임신 전 상태로 되돌아가기까지의 기간을 '산욕기'라고 하는데, 이에 해당하는 출산 후 6주에서 8주 정도까지는 무리한 활동을 자제하도록 권한다. 산욕기의 여성은 임신과 출산으로 인해 관절과 인대가 과도하게 늘어난 데다 호르몬의 영향으로 면역이나 생리기능도 불완전한 상태이기 때문이다. 이때 자칫 무리할 경우 관절이나 근육에 손상이 가거나 여러 가지 질병이 발생할 가능성이 높다.

그러나 양방에서는 산후 몸조리를 잘못해 발생하는 질병을 통칭하는 병명이 없다. 마찬가지로 '산후풍은 이러이러한 질병이다'라는 의학적인 정의도 없다. 따라서 산후조리를 원인으로 보고 증상을 진단하거나 치료하기란 쉽지 않다. 서울대학병원 산부인과 박중신 교수는 "많은 산후풍 환자들이 '산후조리를 못해서 지금 이렇게 아프다'고 생각하지만 의학적으로는 그러한 증상이 산후조리와 어떤 연관성이 있는지를 엄밀하게 밝혀내기가 쉽지 않다"고 이야기한다.

다만 양방에서는 일반적으로 산후에 생기는 여러 가지 질환들을 통틀어 산후풍이라 부르는 것으로 보고, 환자가 산후 이상 증상을 호소할 때는 각각의 증상에 해당하는 의학적 검사를 실시하여 진단한다. 예를 들어 산후에 관절 통증을 호소한다면 관절 류머티즘을 의심해볼 수 있다. 관련된 여러 가지 검사에서도 정상으로 나올 경우 섬유근육통의 가능성도 배제할 수 없다. 산후에는 흔히 호르몬 이상 증세가 나타날 수 있는데, 이로 인해 갑상선염이 생길 때에도 일반적으로 말하는 산후풍과 유사한 증상들이 나타날 수 있다.

그렇다면 한방에서는 어떨까? 산후풍 환자들이 주로 찾는 한방에서도 산후풍에 대한 정의나 진단 기준이 명확치 않은 경우가 많다. 그만큼 산후풍의 실체에 접근하기가 쉽지 않은 것이다.

> "산후풍은 정의된 질병이라기보다 '속칭' 표현에 가까워요. 한방에서도 산후풍이라고 직접 언급되거나 정의된 기록은 없습니다. 다만 산후에 나타나는 여러 가지 증상들을 모두 포함하는 병으로 보고 치료하고 있지요."
> – 이진무 교수(경희대학교 동서신의학병원)

실전에서 환자들을 상대하는 한의사들에게도 산후풍은 꽤 까다로운 병으로 여겨진다. 경희대학교 한의과대학 조정훈 교수는 "한방에서도 산후풍을 진단하기 위한 정확한 카테고리나 기준이 없는 형편입니다"라며 산후풍 진단의 어려움을 토로한다.

그러나 환자들을 만날 때 가장 기본이 되는 진단 기준은 있다. 그것은 바로 "그 증상이 언제부터 시작되었는가?"라는 질문이다. 환자가 "출산하고 난 다음부터 시작됐다"고 이야기하면 일단은 산후풍일 개연성이 커진다. 이에 따라 보다 구체적인 검사와 진단을 이어갈 수 있게 된다.

일반적으로 한방에서는 출산 후 기혈이 약해지고 전반적인 방어능력이 약화된 상태에서 외부의 차가운 기운(바람이나 찬 물건 등)이 산모의 몸 안으로 침입하였을 때 여러 가지 육체적, 정신적 증상들이 유발된 것을 산후풍이라 보고 있다. 산후풍 환자들은 몇 가지 공통된 특징을 보인다. 어느 시기에 특정 신체부위로 찬바람과 찬 기운이 들어왔는지를 기억하고 있으며, 몸이 차가워지는 느낌이 들면 관절이나 신체의 통증이 더 심해지며 무기력증이나 우울증, 대인기피증, 불면증, 두통 등의 증상으로 일상생활에 어려움을 겪는다는 것이 주요한 증상이다. 이는 일반적으로 산모들이 온도변화에 적응하지 못할 때 많이 호소하는 증상이다.

한의학에서는 인체 외부에서 유발된 병의 원인을 풍한서습조화(風寒暑濕燥火)의 여섯 가지 기운(六氣)으로 보는데, 환자들 대부분이 병을 유발한 원인과 동일한 자극이 주어질 경우 증상이 급격히 악화되는 경향을 보인다. 이것은 마치 과식으로 인해 소화불량인 환자가 그 음식 냄새를 싫어하는 것과 같다. 같은 이치로 산후에 바람을 싫어하는 증상을 보고 미루어 풍(風)에 기인한 병으로 인식하여 자연스럽게 산후풍이라 일컫는 경우도 있다.

다만 한의학에서는 산후풍을 진단할 때 양방에서 하듯이 정밀하고 다양한 검사 방법을 동원할 수 없고 명확한 진단 기준도 마련되어 있지 않으므로 다른 심각한 질환을 산후풍으로 오인하고 있지는 않은지 주의할 필요가 있다.

결론적으로 양방에서건 한방에서건 산후풍은 진단을 내리기가 쉽지 않다. 그렇기 때문에 환자 스스로가 본인이 갖고 있는 증상을 정확하고 객관적으로 파악하는 것이야말로 산후풍을 진단하고 치료하기 위한 첫 번째 단계라고 할 수 있다. 출산 후 산모가 신체적·정신적 고통을 겪고 있다면 가족이나 주변 사람들과 함께 이야기를 나누며 적극적으로 진단과 치료책을 찾도록 노력해야 한다.

바람 '風'을 주목하라

'산후풍'이라는 단어를 쓰지는 않았지만 산후조리를 제대로 하지 못하여 얻은 병에 대해 처음 언급한 기록은 중국에서 가장 오래된 의학전서 《천금방 千金方》에서 볼 수 있다. 이 책은 중국 당나라 때 손사막(581~682)이 지은 의학서이다.

산후의 관리를 잘하지 못하면 신체가 강직하여 뒤틀어지는 바람(風)이 생긴다.
　　　　　　　　　　　　　　　　　　　　　－《천금방》중에서

산후풍에 관하여 다룬 또 다른 책으로는 중국 송나라 때 진자명(1190~1270)이 편찬한 한의학계 최초의 산부인과 전문 의학서인 《부인대전양방婦人大全良方》이 있다. 이 문헌은 조선시대 의과 시험 과목이었을 정도로 권위 있는 의학서로, 산후풍에 관해 다음과 같이 적고 있다.

> 바람과 한기를 피하지 않고 옷을 벗고 목욕을 하거나 찬물에 빨래를 하면 그때에는 크게 나쁜 것을 모르나 한 달 후에는 피로가 생겨 팔, 다리, 허리, 허벅지가 시큰거리고 무겁고 시리면서 아프고 뼛속까지 바람(風)이 들어오는 것 같은데, 이는 이름 있는 의사라도 치료할 수 없다. 대체로 산부는 100일 동안 몸조리를 잘해야 건강이 회복될 수 있으므로 주의해야 한다.
> ─《부인대전양방》중에서

전통 문헌에서 산후풍에 관하여 언급한 부분들을 살펴보면 공통적으로 산후 후유증의 주요 원인으로 바람을 꼽았음을 알 수 있다. '바람이 생긴다', '뼛속까지 바람이 들어온다'와 같은 표현에서 보듯이 산후조리를 언급할 때 중요하게 인식되는 것이 바로 '풍風'이라는 글자이다.

"한방에서는 '풍'을 '몸에 바람이 들었다'는 의미로 해석합니다. 몸에 바람이 들었다는 것은 바람이 온몸의 여기저기를 돌아다니면서 아프고 저리는 등 다양한 증상들을 나타내는 것을 말하는데, 산후풍도 이러한 맥락에서 이해할 수 있습니다."

– 이경섭 교수(경희대학교 강남한방병원 부인과)

한방에서 '풍'은 '증상이 고정되어 있지 않고 수시로 변하는 질환'에 주로 사용되는 명칭이다. 중풍, 산후풍, 와사풍(안면마비) 등 진단명에 '풍'이 들어간 병들은 일반적으로 치료 기간이 오래 걸리고 난치성인 경우가 많다. 산후에 나타날 수 있는 후유증을 일컫는 '산후풍'도 단순히 아픈 상태를 지칭한다기보다 증상이 복잡하게 나타난다는 데 그 의미가 있다.

실제 산후풍의 증상은 피로감, 어지럼증, 팔다리 저림, 관절 통증, 몸의 일부가 시린 냉증 등으로 다양하게 나타난다. 한방에서는 출산으로 인한 자궁의 손상과 어혈, 그리고 관절이나 근육, 신경이 허해진 탓에 이런 증상이 생겨난다고 본다.

best 산후조리

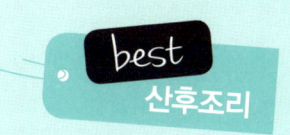

기초체력으로 산후풍 예방하기

산모가 아이를 낳았다고 해서 모두 산후풍에 걸리는 것은 아니다. 또한 산후조리를 제대로 하지 못했다고 해서 반드시 산후풍에 걸리는 것도 아니다. 이것은 산후풍의 발병 여부가 우연이나 각자의 운에 달렸다는 이야기가 아니라, 평소 산모의 건강상태가 그만큼 중요하다는 근거가 된다.

한방에서는 출산 시 산모의 건강상태와 면역상태에 따라 산후풍이 발병한다고 본다. 면역력이 저하된 상태에서 목욕을 하다가 찬바람을 잘못 쐬면 감기에 걸리기 쉽듯이, 출산 후 갑자기 찬 기운에 노출되면 산후풍이 오기 쉽다.

따라서 산후풍을 예방하기 위한 근본적인 대책은 임신 전부터 체력을 관리하는 것이다. 산모의 평소 체력이 임신 전반 및 산후 회복의 바탕이 되기 때문이다. 산후 관리를 할 때는 온도변화와 관절 각도에 특별히 주의해야 한다. 국소적으로 허혈상태인 근육과 근막이 온도변화, 특히 냉기로 인해 수축되면 피로회복이 지연되기 쉽고, 인대와 관절은 산후 이완된 상태에서 가동범위를 넘어선 동작으로 인해 조직이 손상되기 쉽다.

임신했을 때부터 건강관리에 힘쓰고 출산 이후에는 체질에 맞게 산후관리를 하는 것이 중요하다. 특히 몸이 약한 산모는 산후조리에 더욱 신경 써야 한다.

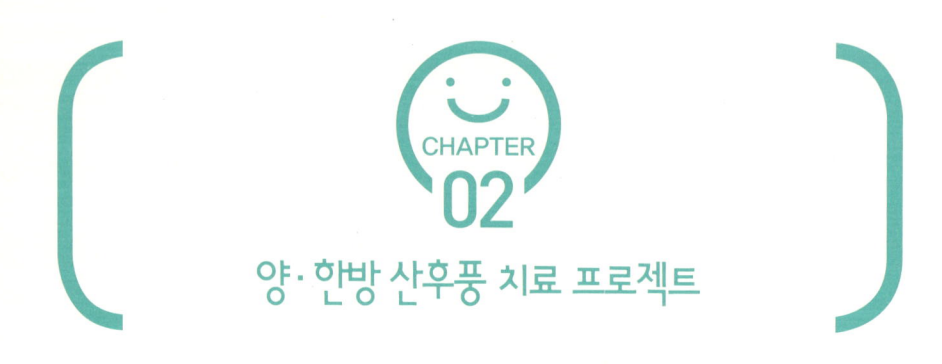

CHAPTER 02
양·한방 산후풍 치료 프로젝트

　산후풍은 과연 현대의학으로 치료가 불가능한 것일까? 〈산후조리의 비밀〉 제작진은 산후풍으로 고통받고 있는 환자 다섯 명을 만나 양·한방 협진으로 치료를 시도해보기로 했다. 산후풍에 대한 새로운 치료 가능성을 알아보는 동시에 산후풍에 대한 오해와 진실을 규명하기 위한 프로젝트였다.

　산후풍을 정식 병명으로 인정하지 않는 양방에서도 환자들이 호소하는 증상에 따라 각기 다른 치료법을 시도한다. 또한 양방의 정밀한 최신 진단 장비를 이용하여 구체적인 증상 및 원인을 점검해보는 것도 중요한 의미가 있다. 실제로는 다른 병이 있는데 지레짐작으로 산후풍이라 오인하는 경우도 왕왕 있기 때문에 산후 기본적인 검사는 꼼꼼히 챙길 필요가 있다.

　양방의 검사 결과를 바탕으로, 다수의 산후풍 환자를 진료한 한방의 경험을 더한다면 산후풍의 치료 가능성에 한발 다가갈 수 있으리라는 기대감으로 프로젝트는 시작되었다.

21년째 한쪽 다리가 시려요

일반적으로 산후풍 환자들이 호소하는 통증은 갑작스럽게 찾아오는 증상이기보다는 오랜 세월 누적된 경우가 많다. 병원을 찾아도 뚜렷한 병명을 찾지 못한 경우가 많고, 또 온몸의 관절이 아프거나 특정 부위가 시리거나 저리는 등의 공통된 증상들을 갖고 있다.

제작진이 50여 명의 산후풍 환자를 대상으로 실시한 설문조사에서도 이와 비슷한 결과가 나타났다. 많은 산후풍 환자들이 관절 통증(60%)과 '시리다'고 표현되는 냉증(54%)을 주된 고통으로 호소했고, 이어 피로감

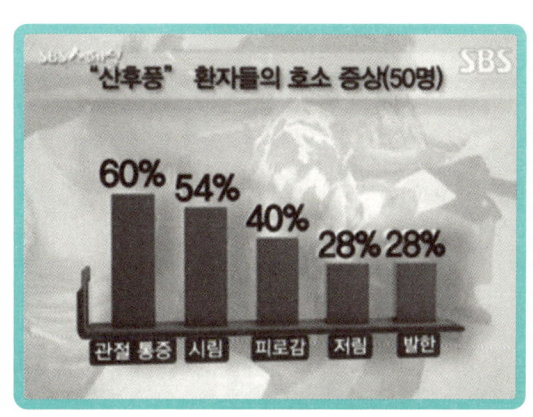

산후풍 환자들이 호소하는 증상(50명)

(40%), 저림(28%), 발한(28%) 등의 증상이 뒤를 이었다.

산후풍 환자들은 특히 냉증에 대한 괴로움을 강하게 호소하는 것이 특징적인데, "이가 통째로 빠질 것 같다"라든가 "화하게 저릿저릿하다", "뼛속까지 시리다"는 등의 표현에서 알 수 있듯이 산후풍 환자들은 일반적으로 말하는 '시리다', '춥다'보다 강한 어조로 자신들의 고통을 호소하고 있었다.

"에어컨 바람이 센 곳에 가면 이가 통째로 빠지는 것 같아요."
— 안승미 씨(가명, 34세)

"시원한 것과는 느낌이 달라요. 조금 화한 것 같으면서 저릿저릿한 느낌. 묘한 느낌이 들어요. 그러다가 조금 있으면 쑤시고 아파요."
— 하연숙 씨(가명, 52세)

"겨울에 얼음에다 손을 대고 있으면 시리잖아요. 그것처럼 뼛속이 시려요. 뼛속까지 스며들면서 시리니까 고통이 심하죠." — 노선향 씨(가명, 49세)

노선향 씨는 21년째 한쪽 다리가 시린 증상으로 고생을 겪어왔다. 그녀는 매일 밤 온열치료와 족욕을 하지 않으면 다리가 시려 잠을 이룰 수 없을 정도다. 이러한 고통이 둘째를 낳은 후 무려 21년 동안 반복되어왔다. 마룻바닥조차 맨발로 딛지 못해 항상 수면양말을 신어야 하고, 한여름에도 전기장판을 켜고 자느라 남편과도 각방을 쓴 지 오래다. 그동안 병원도 이곳저곳 찾아다녀봤으나 증상은 통 나아지지 않았고 이제 와서는 더 이상 무슨 치료를 어떻게 받아야 할지 막막하다. 그나마 민간요법에 의지하는 것이 현재 그녀가 할 수 있는 치료의 전부다. 노선향 씨는 오랜 고통에 지칠 대로 지친 상태였다. "산후조리만 좀 잘했어도 이렇게 고생하지 않았을 텐데…." 그녀는 눈물을 글썽이며 무거운 한숨을 내쉬었다. 이렇듯 바람처럼 잡히지 않는 병이 산후풍이다. 고통은 생생한데 치료책도 없이 오랜 시간 속수무책으로 고통을 겪다 보니 환자들은 쉽사리 무력해지고 나중에는 마음의 병까지 얻고 있었다. 제작진은 노선향 씨를 포함해 산후풍 증상을 호소하는 다섯 명의 환자들을 양·한방 협진으로 치료해보기로 했다. 먼저 기본적인 건강상태를 면밀히 진단하는 것에서부터 본격적인 치료가 시작되었다.

프로젝트에 참여한 산후풍 환자들과 그 증상

노선향 씨(49세)	1989년 둘째 출산 이후 21년간 하체 시림
이경진 씨(35세)	1999년 둘째 출산 이후 11년간 온몸 시림
문현주 씨(38세)	2010년 2월 둘째 출산 후 온몸 통증으로 움직이지 못함
안승미 씨(34세)	2009년 11월 둘째 출산 후 온몸이 시리고 쉽게 피로함
하연숙 씨(52세)	1984년 첫째 출산 이후 26년간 다리 시림

진짜 원인을 찾아라

검사에 응한 다섯 명의 산후풍 환자들은 모두 몸이 시리거나 저리는 등의 공통된 증상을 호소하고 있었다. 우선 통증이 있거나 시리고 저리는 증상이 나타나는 부위를 중심으로 엑스레이 촬영을 실시했다. 검사 결과 다섯 명 모두 뼈 상태에 별다른 이상이 없었다. 출산한 여성 1/3 정도에게 발생한다는 관절 류머티즘 여부도 확인해봤지만 류머토이드 인자 검사와 염증반응 검사 결과 모두 정상으로 나타났다.

다음으로 임신과 출산으로 큰 변화를 겪은 내장기관들이 모두 제자리로 돌아와 온전하게 제 기능을 하고 있는지 알아보기로 했다. 이는 호르몬 검사를 통해 확인할 수 있기 때문에 혈액을 채취하여 검사를 실시했다. 바로 이 검사 결과 다섯 명 중 두 명에게서 호르몬 이상이 발견됐다.

안승미 씨는 호르몬 검사 결과 산후 갑상선염이라는 진단을 받았다. 임신 중 변화를 겪은 갑상선이 제 기능을 회복하지 못하여 발병한 것이다. 갑상선염은 추위에 민감하고 관절통과 근육통을 수반하므로 일반적으로 말하는 산후풍 증상과 유사하다. 그래서 안승미 씨는 줄곧 스스로 산후풍이라고만 생각하고 적극적인 대처를 하지 못했던 것이다.

출산 후 산후 갑상선염이 오는 경우는 열 명 중 한 명꼴이라고 알려져 있다. 출산 후 몸이 늘어지고 지속적으로 피로하거나 유난히 추위를 많이 탄다 싶으면 일단 갑상선 기능에 문제가 없는지 혈액 검사를 통해 확인해보는 것이 좋다. 갑상선염은 출산 후 3개월에서 6개월 사이에 잘 발병한다. 초기에는 갑상선 조직이 파괴되면서 다량의 갑상선 호르몬이 유출되는 갑상선 항진증 시기로 피로감과 근육통증, 몸의 열감, 땀 과다, 체중 감소 등의 증상이 나타난다. 그러다 분만 수개월 후에는 갑상선 기능 저하기에 접어들면서 장기적인 피로, 체중 증가, 추위에 민감한 증상과 함께 우울증, 주의력 결핍, 기억력 감퇴와 같은 증상도 나타나기 때문에 산후우울증과 혼동되어 진단과 치료 시기를 놓칠 수 있다. 갑상선염은 혈액 검사로 쉽게 진단할 수 있으므로 몸의 이상을 느끼면 신속하게 검사를 받고 대처하는 것이 좋다.

> **산후에 쉽게 오는 갑상선 질환**
>
> 갑상선 질환은 인체의 면역체계에 이상이 생기는 증상으로, 쉽게 말해 자신의 갑상선 세포를 자신의 세포가 아닌 외부에서 침입한 것으로 오인하여 항체를 만들어 공격하는 질환이다. 산모의 5~10%가 출산 후 1년 내에 일시적 자가 면역성 갑상선염을 앓는 것으로 보고되고 있다.

한편, 걷지도 못할 정도로 온몸에 통증이 심했던 문현주 씨는 호르몬 분비기관인 부신과 뇌하수체에서 이상이 발견되었다. 담당 의사는 임신 전부터 문제가 있었던 것이 출산을 하면서 증상이 발현된 것으로 추측하였다. 그동안의 통증도 바로 부신의 이상 때문에 나타난 것이었다. 결국 현주 씨는 수술이 필요한 병을 앓고 있었으면서도 막연히 산후풍이라 오해한 탓에 고통의 시간을 보내고 있었던 셈이다.

경희대학교 동서신의학병원 내분비내과의 정인경 교수는 "이 병을 그대로 방치할 경우 처음에는 근육통이나 관절통으로 시작하지만 점차 당뇨병과 고혈압, 골다공증 등으로 진행될 수 있다"며 시급하게 치료를 받도록 권했다.

Part 2 바람처럼 잡히지 않는 산후풍

안승미 씨와 문현주 씨는 자신들의 병에 대해 흔히들 말하는 산후풍인 줄 알고 있었으나 정밀검사 결과 각각 갑상선 질환과 호르몬 분비기관 이상 등 정식 명칭이 있는 질환이었음을 알게 되었다. 정확한 원인이 파악되었으므로 곧바로 치료가 진행되었다. 산후 갑상선염으로 진단받은 안승미 씨는 진단 이후 약물치료를 받았다. 부신과 뇌하수체에서 이상이 발견된 문현주 씨는 곧바로 수술 치료에 들어갔다.

산후조리를 소홀히 하면 누구라도 산후풍에 걸릴 수 있고, 쉽게 고칠 수 없다는 잘못된 생각이 그들로 하여금 올바른 진단을 막고 있었는지 모른다. 두 사람의 사례에서 보듯이 진단을 제대로 하지 못할 경우 치료 시기를 놓쳐 상태가 더욱 악화될 수도 있으므로 조심해야 한다. 따라서 산후풍이 의심될 경우라도 다른 병에 대한 가능성도 열어놓고 진단과 치료 방법을 모색할 필요가 있다.

양방에서도 산후풍에 대해 특정한 병명이 아닌 산후 발생하기 쉬운 여러 질병들을 묶어 지칭하는 것으로 본다. 산후풍을 고정된 한 가지 개념으로만 놓고 볼 경우 다른 질병 가능성을 놓칠 수도 있기 때문에 이는 바람직한 관점이 될 수 있다. 최두영 산부인과 전문의는 "산후풍을 하나의 포괄적인 질병 이름으로 보기보다는 '산후에 발생하기 쉬운 질병들'로 표현하는 것이 더 적당하다"고 말한다.

> "산후 발생하는 손발의 통증, 손발 시림, 손발 저림 등을 모두 합쳐서 흔히들 산후풍이라고 부릅니다. 그러나 이는 각각 여러 질병으로 분리될 수 있는 증

상들이기 때문에 각각의 질병을 한데 뭉뚱그려 산후풍이라는 한 단어로 표현할 경우, 정확하게 진단하고 치료하는 데 문제가 될 수 있습니다."

– 최두영(산부인과 전문의)

다시 말해 산후풍의 여러 증상들에는 각각 발병 원인이 따로 있으므로, 그 원인을 정확히 파악한다면 예방과 치료에 더 큰 효과를 기대할 수 있다.

대부분 출산을 하고 나서 일정한 시간이 흐른 뒤에는 자연스럽게 출산 전 몸 상태로 돌아간다. 그것이 정상이다. 만약 출산 후 3개월이 지나도록 몸 상태가 좋아지지 않고 쉽게 피로하거나 아픈 증상이 지속된다면 병원에 가서 정확한 검사를 해보는 것이 좋다.

불안, 긴장 그리고 자율신경계 불균형

그렇다면 호르몬 검사에서도 정상으로 나타난 나머지 세 명에게는 어떤 문제가 있는 것일까?

우리 몸의 신진대사를 제어하는 자율신경계의 기능을 확인하기 위해 나머지 세 명에 대해 심박변이도 검사(Heart Rate Variability)를 실시했다. 심박변이도 검사는 심장박동의 변이 정도를 측정해 자율신경 기능과 교감-부교감 신경의 균형 상태를 평가하는 방법이다.

검사 결과 세 사람 모두 심박동 변이 그래프가 건강한 사람에 비해 매우 좁게 그려졌다. 이는 주로 긴장 상황에서 활성화되는 교감신경이 과하게 작용하는 상태로, 자율신경계의 균형이 심각하게 깨져 있음을 뜻한다.

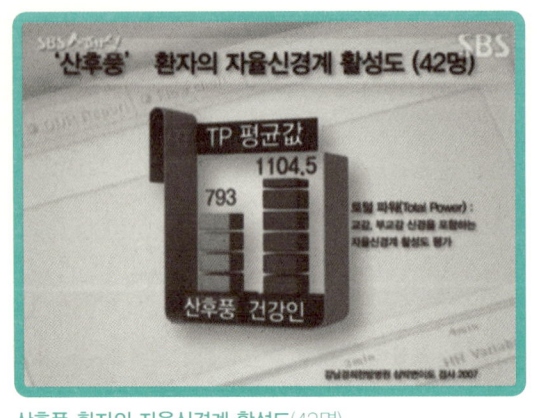

산후풍 환자의 자율신경계 활성도(42명)
출처 : 강남경희한방병원 심박변이도 검사, 2007년

실제로 강남경희한방병원에서 산후풍 증상을 호소하는 환자 42명의 자율신경계를 검사한 결과, 이들의 자율신경 조절능력이 건강한 사람에 비해 현저히 떨어져 있음을 확인할 수 있었다. 교감-부교감 신경을 포함하는 자율신경계 활성도 평가에서 건강한 일반인의 수치가 1104.5인 반면 산후풍 환자는 793밖에 되지 않았던 것이다.

우리 몸에는 의식적으로 작동하는 뇌 척추 신경계 외에 감정에 따라 무의식적으로 활성화되는 자율신경계가 존재한다. 자율신경계는 부교감신경과 교감신경으로 나뉘는데, 편안한 상태에서 활성화되는 부교감신경과 달리 교감신경은 긴장과 스트레스 상태에서 활성화된다.

불안과 긴장 상태에서 교감신경이 작동하면 동공이 커지며 심장박동이 증

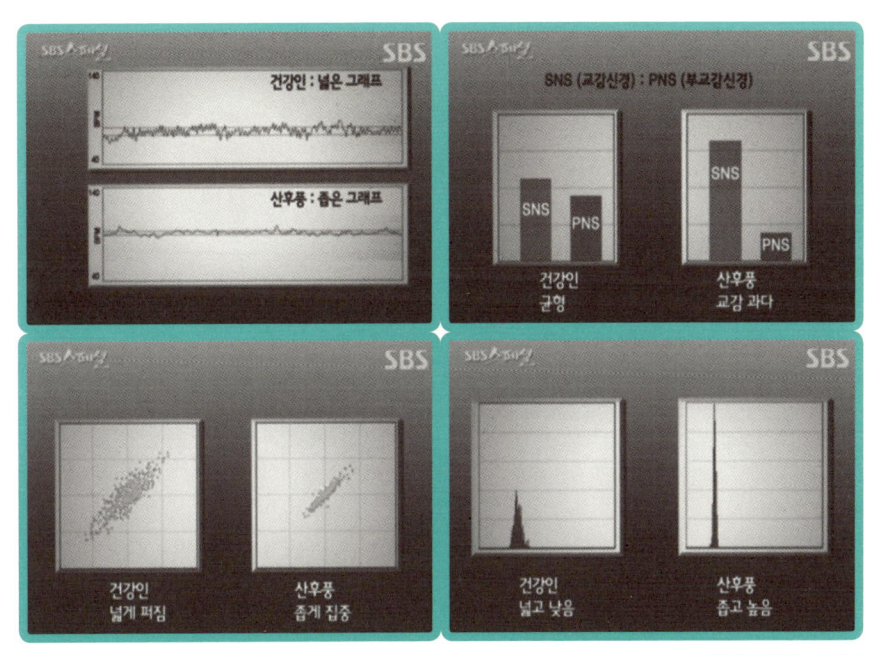

심박동 변이 그래프

 가한다. 또 위기 상황에 신속히 대처하기 위해 심장과 근육으로 혈액이 쏠리면서 상대적으로 내장기관과 피부로는 피가 덜 쏠리게 된다. 이때 피부 아래 말초혈관으로 가는 혈액이 줄어들면서 시린 증상이 나타날 수 있는 것이다.

 결국 교감신경이 항진되었다는 것은 우리 몸이 그만큼 긴장하고 있고 말초혈액순환도 원활하지 않다는 것을 의미한다. 이러한 여러 이상 때문에 피부 온도가 떨어지거나 시린 증상이 심해질 수 있다. 특히 분만 과정에서 산모는 교감신경이 항진되기 쉽다. 관동의대 제일병원 산부인과 김문영 교수는 "분만 과정 자체가 산모에게는 불안과 긴장이 계속되는 상태"라며 "이 때문에 산모들

Part 2 바람처럼 잡히지 않는 산후풍

73

의 자율신경계가 대체로 불균형하게 나타난다"고 설명한다.

실제로 출산 직후 심박 변이도 검사를 통해 산모들의 자율신경계를 검사한 결과 열 명 중 다섯 명이 균형 상태가 깨져 있었고 그중 네 명은 교감신경이 과도하게 활성화되어 있었다. 그러나 교감신경이 활성화되었다고 해서 모두 시린 증상으로 나타나는 것은 아니다. 또 교감신경의 항진이 일시적인 경우에는 시간이 지나 정상으로 회복되는 경우가 더 많다. 따라서 시린 증상이 오랜 시간 지속되는 이유에 대해서는 더 많은 관찰과 연구가 필요하다.

찬물에 손 한번 담갔다고 산후풍 오나

춥고 시린 증상을 호소하는 환자들의 상태를 면밀히 관찰하기 위해 이번에는 적외선 체열진단(DITI System)을 실시했다. 적외선 체열진단은 인체에서 자연적으로 방출되는 적외선을 감지해 통증 부위나 질병 부위의 미세한 체온변화를 분석하는 방법이다.

검사 결과, 시린 증상이 특히 심했던 환자 세 명의 경우 시린 부위 온도가 중심체온보다 실제로 낮은 것으로 나타났다. 그 원인에 대해 환자 본인들은 출산 직후 그 부위에 찬 기운이 닿았기 때문이라고 생각하고 있었다.

"(산후조리 기간이) 왜 100일이라고 하는지 지금에야 이해하겠어요. 그때 걸레 빨면서 찬물에 함부로 손을 담갔던 것이 계속 마음에 걸려요."

— 이경진 씨

"둘째 낳고 한 달 후에 이사를 하게 됐는데 오토바이 뒷자리에 타고 갔거든요. 가면서 다리 쪽에 바람을 맞았던 것이 원인인 것 같아요. 그때 그 바람을 안 쐬었더라면 이런 병에 안 걸렸을 텐데…"

— 노선향 씨

당사자들의 이 같은 확신과 달리 전문가들은 찬바람을 한번 쐬었다고 해서 산후풍이 오는 것은 아니라고 말한다. 경희대학교 강남한방병원 부인과의 이경섭 교수는 말한다.

"본래 몸이 차거나 기력이 떨어진 상태에서 찬 기운을 겪으면 그런 증상이 나타날 수 있습니다. 자기가 한 행동에서 그 한 가지만 기억에 남기 때문에 그것만 강조하고, 곱씹어 생각하는 겁니다. 냉장고 문 한 번 열었다고 해서 산후풍이 오지는 않습니다."

물론 출산 직후 피하 말초신경 쪽으로 혈액순환이 원활하지 않은 상태에서는 찬 기운이 좋은 영향을 주지 못한다. 이미 수축된 피하의 말초혈관이 찬 기운으로 인해 더 수축하게 되면 혈액순환이 그만큼 어려워질 수밖에 없다.

최두영 가정의학과 전문의는 "한번 동상 걸린 사람이 다음에 또 동상에 걸리기 쉬운 것처럼 한번 손상을 받은 조직은 회복되었더라도 나중에 찬 기운에 다시 노출될 경우 찬 기운을 중화시키는 힘이 떨어진다"고 설명한다.

많은 산모들의 걱정과 달리, 산후조리 기간에 찬바람 한번 쐬었다고 산후풍이 오는 것은 아니다. 중요한 것은 그전에 산모의 몸이 한 번의 찬 기운에도 큰 영향을 받을 수밖에 없는 취약한 상태였을 가능성이 더 높다는 사실이다.

시린 증상이 있다고 해서 지나치게 뜨겁게 찜질을 하거나 옷을 껴입기보다 적정 체온을 유지하는 것이 중요하다. 시리고 춥다고 무작정 옷을 껴입으면 속에서 땀이 나고 땀이 식으면 오히려 체온을 빼앗아가기 때문에 더 춥게 느껴질 수 있다. 조금 시린 느낌이 있어도 옷을 가볍게 입고 자주 갈아입어 몸을 청결하고 보송보송하게 유지하는 것이 좋다.

여기에 규칙적인 운동은 신진대사를 원활하게 하기 위한 필수 요소이다. 혈액순환을 돕기 위해 침, 뜸 등의 한방치료를 받으면서 규칙적인 운동도 병행했던 경진 씨는 치료가 시작된 지 2주 만에 몰라보게 달라졌다.

조깅 중인 그녀에게 다가가 지금 바람이 불고 있는데 괜찮은지 물어보았다.

"바람이 약간 느껴지긴 하는데 이제 아무렇지도 않네요. 바람이 두렵다고 옷을 잔뜩 껴입고 집에만 있다 보니 상태가 더 나빠졌던 것 같아요."

경진 씨는 이제 건강해지는 것을 스스로 느끼고 있었다.

산후풍의 다양한 증상 가운데서도 특히 시린 증상은 회복에 더 많은 시간이 걸린다고 한다. 그러나 경진 씨는 강한 의지로 한방 치료와 규칙적인 운동을 병행하고 있고 앞으로도 꾸준히 몸을 관리하고 챙길 생각이다. 그녀에게 산후풍은 더 이상 원인도 치료방법도 모르는 두려움의 대상, 공포의 병이 아니었다.

best 산후조리

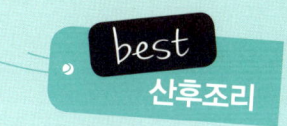

산후풍이 의심된다면

출산을 하고 나면 대부분 출산 전의 몸 상태로 돌아가는 것이 정상이다. 만약 출산 후 3개월이 지나도록 몸 상태가 좋지 않고 힘들고 피곤한 증상이 계속된다면 일단 병원에 가서 정확한 검사를 해보기를 권한다. 산후풍이 의심될 경우 증상에 따라 다각적인 검사를 해야 한다. 아래의 증상과 진료 분야를 참조하면 도움이 된다.

1. 관절 류머티즘 등 각종 관절염, 섬유근육통 증후군, 천장관절 증후군 가능성

관절 류머티즘은 산후 관절통의 주요 양상으로, 출산 후 발병하는 경우가 1/3에 달한다. 관절 통증이나 근육통이 나타날 경우 관절 류머티즘 등 각종 관절염을 비롯해 섬유근육통 증후군, 천장관절 증후군을 의심해볼 수 있다. 가까운 류머티즘 내과나 관절센터 등을 방문해 정확한 검사를 받는 것이 좋다.

2, 갑상선 이상, 쉬한증후군 가능성

산후 갑상선 질환은 비교적 흔한 질병이다. 출산 후 피로감이나 근육통증, 열감 또는 추위에 민감한 증상 등을 느낀다면 검사를 받아보는 것이 좋다. 또 출산을 하는 과정이나 출산 후 회복기에 하혈이 지속되는 경우에는 '쉬한증후군(Sheehan's

Syndrome)'을 의심할 수 있다. 이 증후군은 출혈을 과다하게 했을 때 호르몬을 조절하는 뇌하수체가 망가져서 생기기 때문에 저혈압, 피로감, 무기력, 근육통, 소화불량 등이 나타난다. 갑상선 질환은 일반 내과에서 혈액검사로 호르몬 수치를 확인하면 간단하게 진단이 가능하다.

3. 골반 골절 가능성
분만 과정에서 태아가 산도를 통과하면서 순간적으로 엄마의 신경조직이나 근육을 손상시키는 경우가 있다. 요통이나 골반 통증 등이 심하다면 산부인과에서 치골결합부의 손상 여부를 확인해본다.

4. 말초혈액순환 이상, 자율신경계 이상 가능성
체온이 떨어지고 몸이 부분적으로 시린 경우, 자율신경계의 이상으로 혈류순환이 원활하지 않을 가능성이 있다. 이 경우 혈액순환을 돕기 위한 침이나 뜸 등의 한방 치료가 도움이 될 수 있다.

5. 그 밖의 질환 가능성
특징 짓기 어려운 통증이 지속될 경우 우울증을 비롯한 신경정신 분야의 검진도 확인하는 것이 좋다. 한방에서는 주로 척추와 골반 교정에 추나 요법을 시행하고, 전신 증상에는 한약 처방을 관절에 대해서는 뜸과 침 치료를 한다. 최근에는 산후비만, 산후탈모, 산후우울증이나 불면증과 같은 구체적인 질환별 접근이 세분화되는 추세다.

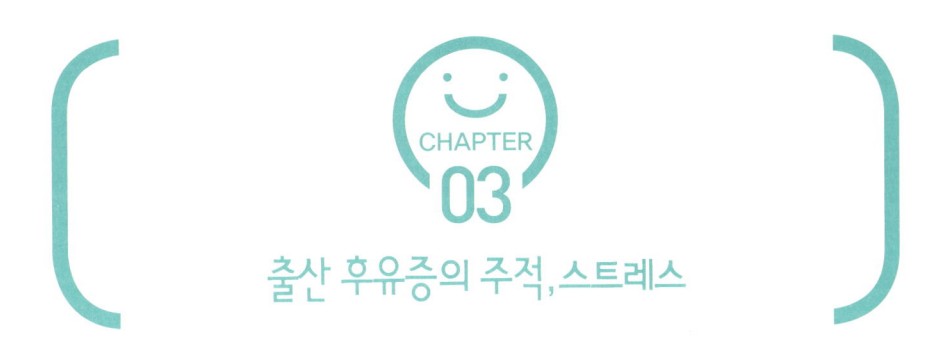

CHAPTER 03
출산 후유증의 주적, 스트레스

 산후풍 증상을 호소하는 이들을 보면 상당수가 출산 전후로 극심한 스트레스 상황에 놓여 있었던 경우가 많다. 아기가 아팠다거나 남편이나 가족과의 불화 등 집안 문제로 정신적·육체적 긴장 상태에 노출될 경우 산모가 건강하게 몸을 회복하기가 그만큼 어려워진다.

 앞서 등장했던 미국 여성 마리안의 이야기로 돌아가보자. 마리안은 현재 아이를 낳고 15년째 원인 모를 관절통증과 시린 증상으로 괴로움을 겪고 있다. 병원에서 원인을 찾지 못한 탓에 특별한 치료책도 없어 우리의 산후풍 환자와 비슷한 통증과 고통 속에서 견디고 있었다. 아무도 알아주지 않는 고통을 홀로 겪는 마리안에게는 대체 어떤 문제가 있던 것일까?

"아이 낳고 정말 많이 울었어요"

마리안이 겪는 통증의 원인을 알아보기 위해 제작진은 심도 있는 의학적 검사를 의뢰했다. 그 결과 '섬유근육통 증후군(Fibromyalgia Syndrome)'이라는 진단이 내려졌다. 섬유근육통 증후군은 정상인이라면 별다른 통증으로 느끼지 않는 자극을 통증으로 느끼는 질환으로, 아직 정확한 원인은 밝혀지지 않고 있다. 다만 뇌에 있는 신경전달 화합물들이 제 기능을 하지 못해 나타나는 것으로 추정될 뿐이다. 이로 인해 뇌는 몸에 비정상적인 신호를 보내고 환자는 사소한 자극에도 통증을 감지하게 되는 것이다.

섬유근육통 환자의 대표적인 증상은 단연 통증이다. 주로 허리, 목, 어깨 등 전신의 근골격계 통증을 호소한다. 또한 자주 피로를 느끼고 기억력 장애, 인지 장애, 두통, 불안감, 우울감 등의 증상도 함께 나타난다. 우리 몸에서 통증을 느끼는 18개 지점 중 11개 이상에서 통증을 느끼면 섬유근육통 증후군으로 진단을 하게 되는데, 이 경우 환자들은 근골격계 검사나 신경학적 검사에서는 이상이 발견되지 않는 경우가 대부분이다.

마리안을 검진한 메릴랜드의과대학 관절센터의 나단 웨이 교수는 섬유근육통 증후군이 출산 후에 특히 발병 가능성이 높은 질환이라고 한다. 그리고 섬유근육통을 촉발시키는 이유 중 하나가 바로 스트레스라고 지적하였다.

"섬유근육통은 출산을 한 산모들에게 비교적 흔히 나타나는 증세입니다. 아기가 태어나면 아기를 돌보는 데 스트레스를 많이 받게 되죠. 출산 후에는 호르몬 수치에도 급격한 변화가 생깁니다. 이 모든 것이 산모에게 스트레스로 작용하는데, 스트레스는 섬유근육통을 촉발시키는 주된 이유 중의 하나입니다."

전문가들은 섬유근육통 증후군을 비롯하여 다양한 출산 후유증의 주요한 원인으로 스트레스를 꼽는다. 출산 전후 산모를 둘러싼 환경적 요인이 산모의 건강문제와 무관하지 않다는 이야기이다.

마리안의 경우에도 출산 직후의 상황이 썩 좋지 않았다. 태어나자마자 아이가 아파서 다른 대형 병원으로 보내 입원시켜야 했고, 마리안은 아기에 대한 걱정 때문에 심적으로 몹시 힘들어했다.

"정말 많이 울었어요. 다른 산모들은 출산 후 아기를 바로 집으로 데려갔는데 내 아기는 아파서 데려갈 수가 없었으니까요. 혼자서 병원을 나오는데 눈물이 끊임없이 흘러내리고 가슴이 미어지듯 아팠습니다."

스트레스는 산모의 건강에 직접적인 영향을 미치는 요소이다. 아기가 태어나면 산모는 몸이 채 회복되기도 전에 한번도 경험해보지 못한 생소한 육아에 적응해야 한다. 아기를 사랑하지만 처음 해보는 일이 결코 쉽지만은 않다. 이때 아기가 비교적 건강하거나 안정적으로 커가면 산모는 육아를 하면서 몸조리를 해 나가기가 다소 수월하게 느껴진다. 그러나 그렇지 못한 경우, 예를 들어 아기가 아프거나 주변 상황이 순조롭지 못할 경우 산모는 몇 배의 스트레스를 받게 된다.

경희대학교 동서신의학병원의 이진무 교수는 "실제 산후풍 증상을 걱정하며 병원을 찾는 이들의 이야기를 들어보면, 아기가 신생아 황달이 있었다든지 미숙아였다는 등 건강상 문제가 있었거나 집안에 다른 문제가 있는 경우가 많다"고 지적한다. 그러므로 출산 후유증을 치료하기에 앞서 혹시 주변 환경에 스트레스 요인은 없었는지 점검해보고, 다각도로 그 원인을 찾아 적극적으로 해결하고자 하는 시도가 필요하다.

이해하고 배려해주는 가족이 있는가

16년째 괴롭히던 병에 대해 섬유근육통 증후군이라는 분명한 진단을 받고 나자 마리안의 삶에도 변화가 생겼다. 눈에 보이지 않던 통증의 정확한 진단명이 밝혀지자 주변 사람들이 이해의 눈길로 바라봐주기 시작한 것이 가장 큰 소득이다.

남편 입장에서도 아내를 도울 방법을 찾게 된 것 같아 마음이 한결 가벼워졌다. 남편 테드 씨는 "가족들이 모두 각자 맡은 일을 열심히 하고 아내가 쉴 수 있도록 집안일을 분담하기로 했다"면서 "가족 모두가 이해하고 협력해서 아내가 병을 이겨낼 수 있도록 응원하겠다"고 말했다. 아이들도 "힘을 모아 엄마를 돕겠다"며 든든한 지원자로 나섰다.

산후풍 치료에 있어서 가장 중요한 것은 바로 주변 사람들과 가족들의 태도라고 할 수 있다. 주변 사람들이 환자의 고통을 이해해주지 않거나, 환자라는 사실을 인정하지 않는다면 치료 자체가 어렵기 때문이다. 이진무 교수는 산후풍 환자의 치료가 순조롭게 진행되기 위해서는 "이 사람은 진짜 산후풍 환자다", "무척 춥고 시리며 아픈 고통스러운 상황이다"라는 것을 보호자나 주변인들이 인식해야 하며, 여기에서 진정한 산후 후유증의 치료가 시작된다고 강조한다.

마리안은 출산 후 편안한 마음으로 좀 더 산후조리에 신경을 썼더라면 병에 걸리지 않았을 거라고 이야기한다. "좀 더 쉬면서 여유롭게 지내고 나 자신에게 신경을 썼더라면 도움이 됐을 것 같아요. 그랬다면 지금까지처럼 힘들지도, 스트레스를 받지도 않았을 거예요."

마리안은 한국의 산후조리 문화에 대해 이렇게 언급했다. "출산 후에 엄마들을 더 신경 써주고 아이 키우는 것을 도와주는 한국의 산후조리 문화가 정말 부럽네요."

임신과 출산으로 엄마의 몸은 크나큰 변화를 겪는다. 이것이 사랑스러운 아기를 만나기 위한 과정이라고 생각하면 고통은 기쁨 뒤로 물러선다. 긴 터널 같던 산고(産苦)도 아이를 안고 나면 금세 잊고 마는 것이 엄마다. 그러다 보니 많은 엄마들이 아이를 낳고 몸 한두 군데 아픈 것쯤은 당연한 줄 알고 넘어갔다.

그러나 이미 살펴보았듯이 아이를 낳은 직후 여성의 몸은 정상이 아니다. 온몸의 뼈와 근육들이 이완되어 있고 면역력도 떨어져 있다. 잠깐의 차가운 기운도, 사소한 스트레스조차도 산모의 안정과 건강에는 치명적인 위협이 될 수 있다. 게다가 자칫 산후풍에 걸리기라도 하면 충분히 회복되기 위해서 오랜 시간과 정성을 들여야 한다.

아기를 건강하게 돌보고 키우려면 엄마의 몸이 먼저 건강해야 한다. 그래야 아기도 건강하게 성장하고, 가정도 건강해질 수 있다. 산후조리는 여성의 몸이 엄마의 몸으로 성숙해지는 과정인 것이다.

산후풍을 무조건 두려워할 필요는 없다. 누구나 걸릴 수 있지만 그렇다고 고치지 못하는 불치의 병도 아니다. 산후풍에 대한 오해를 풀고 정확한 진단과 치료를 받으면 충분히 호전될 수 있다. 물론 그전에 임신했을 때부터 건강관리에 충실하고 스스로에게 맞는 산후조리법을 적용하여 산후풍 없이 몸을 회복하도록 최선의 노력을 기울여야 한다.

'산후풍'이라는 이름은 여전히 유효하다. 그것이 두려워해야 할 병이어서가 아니라 엄마 스스로 자기 몸의 소중함을 아는 시작이자 건강을 지키기 위한 노력의 첫걸음이 될 수 있기 때문이다.

인터뷰 나단 웨이 교수(메릴랜드의과대학 관절센터)

출산 후 여성의 건강관리의 중요성을 강조하는 나단 웨이 교수. 그는 산모가 받는 스트레스는 산후 후유증을 촉발시키는 주요 원인이 될 수 있다고 말한다. 따라서 출산 후 육아나 주변 환경으로부터 스트레스를 최대한 덜 받도록 노력하는 것이 출산 후유증을 예방하는 방법이 될 수 있다. 마찬가지로 출산 후 몸과 마음의 후유증이 의심될 때에는 혹시 주변에 스트레스 요인이 없는지 찬찬히 돌아보는 여유를 갖는 것이 필요하다.

- **산모가 섬유근육통 증후군에 걸리는 이유는 무엇인가?**

"여성이 아이를 낳을 경우 호르몬에 급격한 변화가 생깁니다. 더구나 이제는 혼자가 아니라 갓 태어난 아기가 옆에 있죠. 처음으로 아이를 보살피면서 산모는 갖가지 어려움에 부딪히게 됩니다. 이 낯선 환경에서는 모든 것이 산모에게 스트레스로 작용하게 돼요. 특히 섬유근육통 증후군은 산모들에게 비교적 흔한 질병인데, 그 원인이 바로 스트레스인 경우가 많죠."

- **특히 어떤 스트레스 요인을 주의해야 할까?**

"출산 후유증을 호소하는 환자들에게 우리는 다음과 같은 질문을 합니다. 임신을 알았을 때의 느낌은 어떠했는지, 임신 과정은 어떠했으며 무슨 문제가 있었는지, 제왕절개를 했는지 자연분만을 했는지, 퇴원하여 집에 돌아가기까지는 얼마나 걸렸는지, 남편과 가족이 얼마나 도움을 주었는지, 아기의 크기가 얼마나 되는지, 혹시 아기를 업고 키우는지, 집에 도우미가 있는지 등등의 질문이죠. 이런 질문에 대한 답변을 듣는 것은 출산 후유증의 원인을 파악하는 데 좋은 길잡이가 됩니다. 무엇보다 일상 속에서의 스트레스 요인들을 정확하게 이해하고 산모의 심리적 부담을 줄일 수 있도록 주변에서 적극적으로 도움을 주어야만 치료가 효과적으로 이루어질 수 있습니다."

best 산후조리

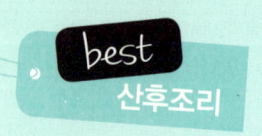

둘째 낳아 산후조리 잘하면 된다?

산후풍 때문에 온몸에 안 아픈 데가 없다고 하소연을 하면 이런 조언을 하는 사람들이 있다. "둘째를 낳아서 산후조리를 제대로 하면 깨끗이 낫는다더라. 둘째부터 가져 봐."
몸조리를 잘 못해서 생긴 병이니 다시 아이를 낳아 몸조리를 잘하면 낫는다는 얘기다. 유명한 의사도 못 고친다는 산후풍이니, 얼핏 귀가 솔깃할 수도 있다.
그러나 이는 터무니없는 이야기다. 건강하지 못한 상태에서 다시 출산이라는 큰 변화를 겪게 되면 오히려 산모의 몸에 큰 무리가 될 수 있기 때문이다. 이진무 교수는 둘째를 낳아 산후풍을 치료한다는 것은 상당히 위험한 발상이라고 꼬집는다.
"둘째를 낳고 산후조리를 철저히 하면 간혹 좋아지는 경우도 있겠지요. 하지만 그건 요행일 뿐입니다. 십중팔구는 더 나빠진다고 봐야 합니다."
한 번 출산을 겪은 여성의 몸은 아무리 조리를 잘한다고 해도 임신 전 상태로 완벽하게 돌아갈 수 없다. 그러니 몸이 안 좋은 상태에서 임신과 출산이라는 큰 변화를 겪는다면 원 상태를 유지하기도 쉽지 않다. 여성이 출산 과정을 한 번씩 겪을 때마다 자궁과 하복부는 그만큼 탄력성이 떨어지는 데다 몸 상태도 초산 때보다 좋을 수 없기 때문이다.

첫아이 때는 이상이 없다가도 둘째를 낳은 뒤 산후풍 진단을 받는 경우가 많은 것도 이 때문이다. 게다가 첫아이가 있는 상태에서는 양육이라든지 가사노동의 부담이 커진 상황이므로 산후조리를 더 잘할 수 있다는 보장도 없다.

따라서 둘째를 원한다면 몸 관리를 철저히 한 다음 계획 임신을 하고, 둘째를 출산한 뒤에는 더욱 각별히 산후조리에 힘써야 한다.

전문가 Q&A 산후조리 어떻게 해야 하나요

젊은 세대 중에는 우리의 산후조리 문화가 유난스럽다고 생각하는 이들이 많아졌는데, 일반적으로 산부인과(양방)에서 얘기하는 산욕기 기본 수칙만 지켜도 충분하지 않을까요?

산욕기 기본 수칙은 한마디로 위생관리입니다. 이는 당연히 지켜야 하는 절대적인 수칙입니다. 흔히 산후조리 문화에서 유난스럽다고 여기는 부분은 산후풍에 대한 두려움에서 비롯됩니다. 예컨대 산모의 몸을 따뜻하게 해야 나중에 고생을 방지한다는 염려가 지나쳐 땀을 과다하게 흘린다거나, 수유와 회복을 위해 잘 먹어야 한다고 해서 영양과잉으로 이어지는 경우가 그렇습니다. 이는 모두 방법적으로 서툰 문제일 뿐, 산모와 아이를 그만큼 귀하게 여기는 마음이야 탓할 수 없겠지요.

전통 산후조리 문화의 장점에 대해 이야기해주세요. 우리가 지키고 이어받아야 하는 점이 있다면 무엇일까요?

우리 선조들은 난방기술의 발달과 관계없이 온도변화가 산모의 회복에 주는 영향을 잘 이해하고 있었고, 충분한 조리 기간 동안 고된 가사노동의 부담을 덜어줌으로써 산모와 아이가 안정할 수 있도록 깊이 배려했습니다.

많은 육아 정보가 쏟아지는 요즘에는 엄마가 똑똑해야 아이가 건강하다고들 말합니다만, 사실 엄마가 건강해야 아이가 똑똑할 수 있습니다. 따라서 산모의 몸을 중시하는 문화는 이후에 이어지는 육아까지 고려할 때 매우 효율적이고 실용적이라 할 수 있겠습니다.

생활환경이나 문화가 상당 부분 달라졌는데, 그에 따라 산후조리법의 어떤 점이 개선되어야 할까요?

과거에 비해 가장 크게 달라진 것이라면 바로 목욕문화일 것입니다. 아침저녁으로 샤워를 하는 것이 습관이 된 요즘 세대에게 물을 받아 목욕하던 시절의 주의사항을 그대로 강요할 필요는 없습니다. 시대가 바뀌었는데 그 옛날 산모에게 강조하고 주의를 요구하던 사항들을 액면 그대로 받아들이기보다는, 그 수칙 뒤에 숨어 있는 의도와 이유를 이해하는 것이 먼저입니다. 예를 들어 산모가 냉기에 노출되어 초래될 수 있는 문제들을 예방하려면, 가공식품 특히 냉장·냉동제품을 과잉섭취하지 않도록 주의해야 할 것입니다.

baby♡

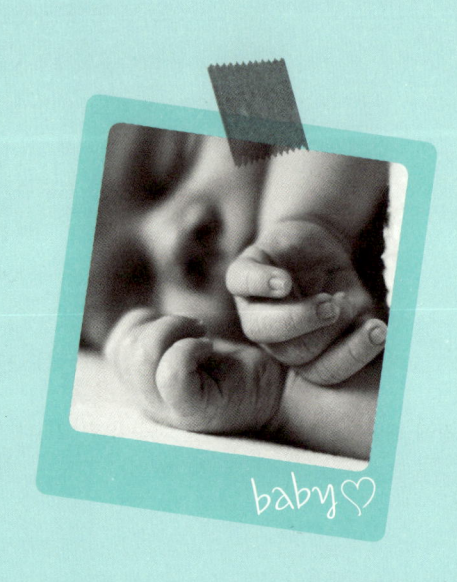

Part 3

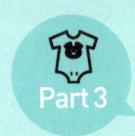

산후조리, 그 오해와 진실

우리나라에는 특별한 산후조리 문화가 자리하고 있다. 다른 어느 나라에서도 유례를 찾아보기 힘들 정도로 산후조리 관련업체들이 성업하는 등 출산 후 여성의 몸과 건강에 대한 관심이 유난스러운 수준이다. 그러나 현실에서 산후조리에 대한 개념이나 지침은 양방과 한방, 전통적 방식과 서구식이 마구잡이로 혼재되어 있어 출산을 앞둔 산모들을 혼란케 한다.

양방과 한방의 다각적인 접근을 통해 산후조리 수칙에 대한 과학적 근거를 찾아보기로 하자. 또한 밝혀낸 정보들 속에 숨겨진 의미를 찾아내고, 내가 취하고 버려야 할 것을 가릴 수 있는 여유와 지혜를 키워보자.

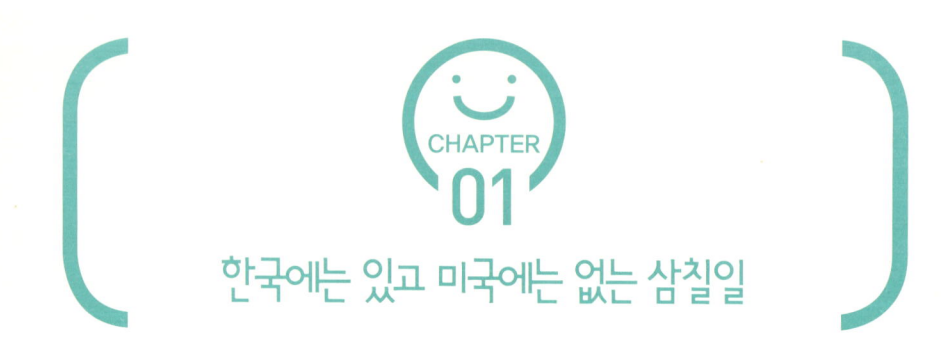

CHAPTER 01
한국에는 있고 미국에는 없는 삼칠일

　연일 30도가 넘는 무더위가 이어지던 8월의 어느 날, 최선미 씨(가명, 35세)의 어머니가 내복을 사들고 산후조리원에 있는 딸을 방문했다. 안 그래도 숨이 막힐 것 같은 더위 속에서 어머니가 권하는 내복을 바라보는 선미 씨의 얼굴에 난처한 기색이 역력하다. 정말 내복까지 입어야 하나 잠시 망설이던 선미 씨는 이내 순순히 내복을 받아 들고 주섬주섬 갈아입기 시작한다. 그런 딸의 모습을 지켜보며 선미 씨의 어머니는 당부한다.
　"땀을 많이 흘려야 피부가 고와진다. 기미 낀 사람도 땀 뻘뻘 흘리면 싹 벗겨지는 거야. 덥겠지만 입어라, 할 수 없다. 몸은 자기가 만드는 거다."
　선미 씨는 이틀 전 첫아이를 출산했다. 아기를 낳은 산모라면 모름지기 계절을 가리지 않고 보온에 신경 써야 한다는 것이 우리 어머니들의 말씀. 선미 씨는 어머니의 바람대로 군소리 없이 삼복더위에 내복을 덧입었다.

내복을 입고 앉아 있는 선미 씨에게 이번에는 조리원 관계자가 와서 묻는다. "방에 불을 넣어드릴까요?" 아무리 산후조리가 중요하다지만 이 더위에 내복도 모자라 난방까지 해야 하는 걸까? "방바닥이 뜨끈해야지. 맨발로 차가운 바닥 딛고 다니다가는 평생 발 시려 고생한다"며 선미 씨의 어머니는 마음을 놓지 못한다.

아기를 낳은 우리나라의 산모들은 주위 어른들로부터 찬바람을 쐬지 말고, 찬물, 찬 음식을 조심하라는 당부의 말을 듣는다. 예부터 아이 낳고서 얼마 안 됐을 때 찬물에 손 한번 잘못 담갔다가 평생 고생한다는 속설이 있어왔기 때문이다. 또한 목욕을 하거나 머리를 감는 것도 마음대로 할 수 없다. 출산 후 최소한 일주일은 참아야 한다. 해야 할 일은 누워서 편하게 쉬는 것. 미역국을 먹는 것도 중요하다. 모유가 잘 나오려면 세 끼니뿐 아니라 간식으로도 수시로 미역국을 먹어야 한다. 또한 출산 후 허해진 몸을 보하기 위해서는 각종 보양식도 챙겨 먹어야 한다.

선미 씨는 힘들지만 어머니가 일러주신 산후조리 수칙들을 따르기로 한다. "조상 대대로 전해 내려오는 말씀이니까요. 선대의 지혜라고 생각해요. 어머니들이 자식에게 안 좋은 것을 권할 리는 없잖아요."

어머니의 당부는 아마도 '애 낳고 나서 몸 아프고 서러웠던' 옛 어머니들의 뼈아픈 경험이 녹아 있기 때문에 더 절절하게 다가오는지 모른다. 그러나 아이를 낳은 산모가 무더운 날씨에 내복을 입고 며칠 동안 씻지도 못한 채 곤욕을

Part 3 산후조리, 그 오해와 진실

치르는 것은 다른 나라에서는 좀처럼 찾아보기 힘든 광경이다.

지구 반대편의 산후 문화

지구 반대편에서도 엄마들이 새 생명을 만나기 위해 고군분투하기는 마찬가지다. 미국 LA의 한 병원. 올해 스물여섯 살인 아만다는 힘겨운 산고를 이겨내고 막 둘째아이를 출산했다. 그런데 아이를 낳은 뒤의 풍경이 우리네와는 사뭇 다르다.

품에 아기를 안고서 침상에 누운 채 병실로 이동하는 아만다. 그런데 입을 우물거리고 있다. 자세히 보니 껌을 씹고 있는 게 아닌가. 우리 어머니들이 봤다면 약해진 치아에 껌이 웬 말이냐며 펄쩍 뛰었을 것이다.

출산 후 한 시간이 지나자 간호사가 들어와 아만다에게 얼음물을 따라준다. 산고를 겪는 몇 시간 동안 목이 탔을 산모를 위해서다. 미국의 병원에서는 산모가 원하는 음료수를 특별한 제한 없이 주고 있다. 아만다의 컨디션은 그리 나빠 보이지 않는다. "좀 졸리기는 하지만, 괜찮다"고 말한다.

그렇다면 아만다의 식단은 어떨까? 출산 8시간 후 아만다의 첫 아침 식사는 패스트푸드점에서 사온 콜라와 감자튀김이다. 더구나 콜라에는 얼음이 가득 들어 있다. 아기를 낳은 산모에게 쌀밥과 따끈한 미역국 한 상으로 위로와 영양의 의미를 부여하는 우리나라에서는 상상조차 하기 힘든 일이다.

간호사가 들어오더니 원한다면 샤워를 해도 좋다고 말해준다. 기다렸다는 듯 아만다는 샤워실로 향한다. 출산 후 하루가 채 지나지 않았다. 그러나 간호사나 산모 모두 씻는 것에 대해 전혀 거리낌이 없다. 간호사는 오히려 '청결이 더 중요하다'고 강조한다. 샤워를 마치자마자 아만다는 바로 퇴원을 준비한다. 특별히 도와주는 사람도 없다. 아만다는 가족의 도움 없이 아이를 안고서 홀로 병원을 떠났다. 출산 12시간 만의 일이다.

서구 여러 나라에는 특별한 산후조리 문화가 존재하지 않는다. 산모들은 대부분 출산 후 24시간 내에 퇴원하며, 산모를 위한 특별식도 찾아보기 힘들다. 캐나다 출신의 제네는 말한다.

"캐나다 엄마들은 출산할 때 그렇게 힘들어하지 않아요. 그래서인지 24시간이 지나면 보통 퇴원해 집으로 돌아가죠."

프랑스인인 실비도 "한국에는 산모를 위한 특별한 음식이 있는 것으로 알고 있어요. 하지만 프랑스에서는 그런 문화가 따로 없어요"라고 얘기한다. 그녀가 말하는 '특별한 음식'이란 미역국을 얘기하는 것이다. 현재 한국에 살고 있는 호주인 캐런은 "한국에 와서 아기를 낳은 산모들이 한두 달씩 집 밖에도 나오지 않고 몸을 돌보는 것을 보고 정말 놀랐어요"라고 말한다.

출산 후에도 변함없이 일상생활을 하고 별다른 몸조리를 하지 않는 서구의 여성들. 이들에게서는 찬 것에 대한 두려움이나 씻는 것에 대한 금기 등은 찾아볼 수 없었다. 그렇다면 우리가 알고 있는 산후조리 수칙들은 오직 우리나라에서만 알려진 미신일까?

우리에게는 아직 잘 알려지지 않았지만 우리와 비슷한 산후조리 문화를 가진 나라들이 세계 곳곳에 있다. 주로 아시아와 남미 지역 국가들에서 발견할 수 있는데, 이들은 우리와 마찬가지로 산모에게 출산 후 40일에서 100일 정도의 일정 기간 동안 각별한 몸조리를 권한다. 이들 나라들은 우리와 얼마나 비슷하고 어떤 점에서 다른 산후조리 문화를 갖고 있을까? 멀리 남미에 위치한 과테말라에서 막 둘째아이를 출산한 미르나를 만나 그곳의 독특한 산후조리 문화를 들여다보았다.

40일간의 산후조리

둘째아이를 출산한 지 13일 된 미르나는 산후조리를 위해 친정에 와서 머물고 있다. 여름인데도 두꺼운 담요를 덮고 그 안에 몇 겹의 옷을 껴입었으며 머리에는 모자까지 쓰고 있다. 게다가 귓구멍도 솜으로 막았다. 찬바람이 들어가지 않도록 하기 위해서다. 그녀는 온종일 누워 지내면서 끼니 때가 되면 어머니가 가져다주는 식사를 침상에서 먹는다.

과테말라시티의 한 은행에서 근무하는 미르나는 전형적인 도시 여성이다. 그런 그녀가 더위를 참아가며 한 달 동안 누워 지내는 건 나중에 아프지 않기 위해서다. 미르나는 말한다.

"산후조리를 대수롭지 않게 생각하는 사람들은 일주일 만에 침대에서 일어나 평소처럼 생활하고 샤워도 정상적으로 해요. 하지만 산후조리를 제대로 하지 않았다가 몇 달이 지나서 귀에서 바람소리가 나고 아픈 사람들을 봤어요."

미르나의 산후조리를 돌보고 있는 친정어머니 꼬로나 씨는 "산후에는 땀구멍이 열려 있기 때문에 반드시 몸을 따뜻하게 해야 한다"고 말한다. 그러면서 "내 어머니도 훗날 뼈가 아프지 않으려면 출산 후 몸을 따뜻하게 해야 한다고 신신당부하셨다"고 덧붙였다. 이 이야기는 바로 우리네 어머니들이 출산한 딸에게 이르는 말과 비슷하다.

꼬로나 씨는 딸에게 TV도 보지 말고, 금속으로 된 것이나 전기제품도 만지지 말라고 당부한다. 또 딸의 원기회복을 위해 토종닭을 넣은 스프를 끓여준다. 이곳에서 산모는 친정어머니의 보살핌을 받으며 그저 몸 회복에만 신경 쓰면 된다.

찬바람, 찬 기운을 금기하고 몸을 따뜻하게 하며 가만히 누워서 지내고, 친정에 머물며 산후조리를 하는 점은 모두 우리의 산후조리 문화와 유사하다. 과테말라의 산후조리 문화는 우리의 문화와 거의 다르지 않았다. 그런데 알고 보면 산후조리 문화가 있는 나라가 비단 과테말라만은 아니다. 우리와 비슷한 산후조리 문화를 가진 나라는 세계 여러 곳에 존재하고 있다.

"출산 후 한 달 동안은 집 밖에 나가면 안 돼요. 몸을 따뜻하게 하기 위해 내

복을 입는 것은 필수입니다."	- 데미 말가레타(인도네시아)

"필리핀에서는 산모가 출산 직후에 머리를 감지 않습니다. 머리를 감으면 감기에 걸리게 되거든요. 이 시기에는 머리의 모공이 열려 있기 때문이죠."
- 나오미(필리핀)

"출산 직후 산모의 몸에 찬물이 닿으면 배가 아픕니다. 찬물이 몸속에 있는 피를 응고시키면 밖으로 빠져나가야 할 오로가 제대로 배출되지 못하기 때문이죠."
- 갈리아(카메룬)

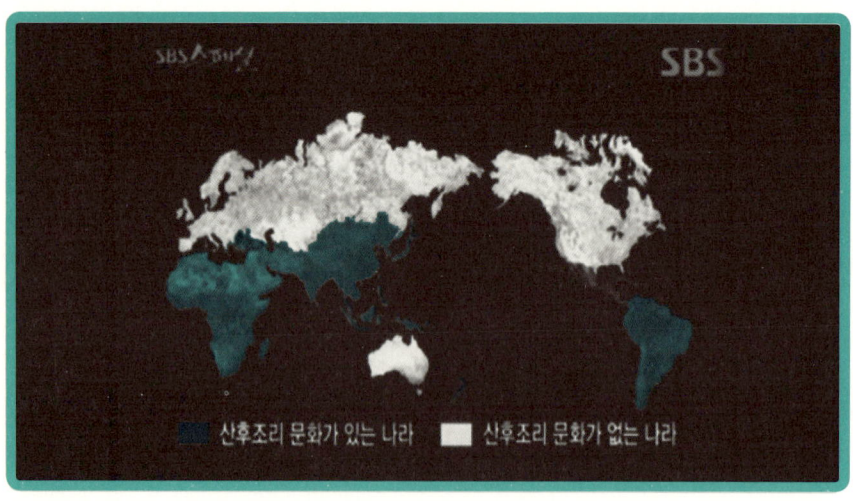

산후조리 문화로 나누어본 세계지도

"아기를 낳은 다음에는 40일 동안 집 밖에 나가면 안 돼요. 어쩔 수 없이 나갈 일이 있으면 머리에 털모자를 단단히 쓰고 찬바람이 들어가지 않도록 조심해야 합니다." – 클라우디아(과테말라)

"산후조리를 잘하지 않으면 평생을 고생하게 됩니다. 임신했을 때는 물론이고, 출산하고 나서 충분히 휴식을 취하지 않거나 옷을 잘 챙겨 입지 않으면 몸이 차가워지고 제대로 회복하지 못해 지치고 아프게 되죠. 그러나 40일 정도 정성껏 산후조리를 하면 몸이 아프지도 나빠지지 않습니다." – 싸미라 알아크바르(사우디아라비아)

> **삼칠일에서 100일까지**
>
> 우리나라에서는 '삼칠일(三七日)'이라 해서 출산 후 3주 동안 외부인을 집 안에 들이지 않으며 산모와 아기를 보호해왔다. 하지만 실제 산후조리 기간은 그보다 더 길었다. 전통적으로 한방에서는 산후조리 기간을 100일로 보는데, 이때가 되어야 비로소 산모의 몸이 전반적으로 회복되고, 정신적으로도 아기 엄마가 될 수 있는 단계에 도달한다고 보았다. 서양의학에서도 임신과 출산으로 인해 이완된 뼈와 근육이 온전히 회복되는 데 3개월 이상이 걸리는 것으로 보고 있다. 삼칠일은 일반적으로 말하는 산욕기와 일치하며 산모에게는 집중적인 안정과 회복의 기간이라 할 수 있다. 그렇더라도 100일까지는 지속적인 주의와 생활 관리가 필요하다.

위에 언급한 과테말라를 포함하여 남미, 중국, 베트남 등의 아시아 지역, 아프리카 대륙, 사우디아라비아를 비롯한 이슬람 문화권에서도 찬물과 찬바람을 피하고 몸을 따뜻하게 해야 한다는 산후조리 문화가 공통적으로 발견된다. 별다른 산후조리를 하지 않는 북미나 유럽과는 달리 남미와 아시아 지역에서는 40일가량의 산후조리 기간이 존재한다.

그러나 서구 유럽에는 이러한 산후조리라는 개념이 없다. 다만 출산 후 산모가 임신 전 상태로 회복되는 6~8주 정도의 기간 동안 몸, 특히 자궁의 회복 상태를 살피며 주의를 요하는 정도다.

그런데 출산한 여성의 몸이 산욕기인 6주 안에 자연스럽게 회복된다면 왜 남미와 아시아의 여러 나라에서는 그보다 훨씬 긴 100일이라는 기간 동안 산후조리에 집중하는 것일까? 각 나라의 산후조리 문화가 서로 다른 이유는 무엇일까? 단지 북미와 유럽, 그리고 남미와 아시아 사이의 문화적 차이에서 연유하는 것일까? 혹시 백인계와 라틴계, 아시아계 사이에 존재하는 인종적인 차이가 산후조리 문화에 결정적인 영향을 미치는 것은 아닐까?

인종이 다르면 회복 속도가 다르다

서구 유럽의 백인계 여성들과 라틴계·아시아계 여성들의 상이한 산후 문화는 출산과 회복 과정에 있어서 인종에 따른 신체적 특징이 반영된 것일 가능성이 높다. 산모의 분만 속도와 회복에 영향을 미치는 요인에는 여러 가지 있는데 그중 가장 큰 영향을 끼치는 것이 바로 근육량과 골격이다. 이 근육량이나 골격은 백인계와 아시아계 사이에 인종적 차이가 명백하게 존재하는 것으로 알려져 있다. 특히 분만 시간에 절대적인 영향을 미치는 것이 골반의 형태인데, 그 모양에서 아시아계와 백인계의 차이가 뚜

렷하게 나타난다.

사람의 골반에는 네 가지 형태가 있다. 내부 공간이 넓고 둥글어 출산이 가장 용이한 골반의 경우 아시아계보다 주로 백인계 여성에게서 많이 나타난다. 아시아계 여성은 대체로 내부가 타원형이고 좁은 골반을 가졌는데, 이러한 형태의 골반은 백인계 여성의 둥글고 큰 골반과 비교했을 때 상대적으로 출산이 더 어렵다.

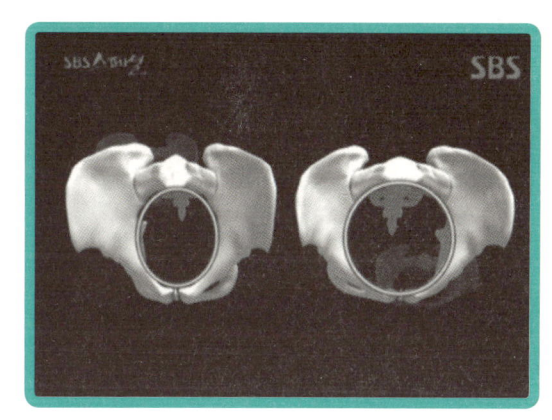

아시아계 여성과 백인계 여성의 골반 비교

실제로 출산 과정을 비교해보면 자궁경부가 열리기까지의 진통 시간은 일반적으로 서구 여성과 동양 여성 사이에 큰 차이가 없다. 그러나 분만2기부터 태아가 완전히 나오기까지 걸리는 시간은 동양 여성 쪽이 서양 여성보다 더 오래 걸리는 것으로 알려져 있다.

성균관의대 삼성서울병원 산부인과의 김종화 교수는 "출산 시 잠복기부터 활성기까지 걸리는 시간은 서구 여성과 동양 여성 사이에 크게 차이가 나지 않는다. 그러나 활성기부터 분만까지의 시간에 차이가 나타나는데, 보편적으로 초산일 경우 약 30분 정도, 경산일 경우에는 약 1시간 정도 서구 여성이 더 적게 걸린다"고 설명한다.

분만의 각 단계

분만 과정은 태아가 나오기 위해 자궁경부가 열리는 제1기, 자궁경부가 열린 후 태아가 나오기까지 제2기, 그리고 마지막으로 태반과 태아막이 배출되는 제3기로 나뉜다. 진통이 5~10분마다 1회 정도 규칙적으로 오면 제1기가 시작된 것으로 본다. 잠복기는 자궁구가 2~3cm까지 열리는 단계로, 보통 초산의 경우 6시간에서 9시간까지 걸린다. 이후 자궁구가 10cm 정도 열려 태아가 나오기 직전까지의 단계를 활성기라 하는데, 이때 소요 시간은 보통 4~6시간이다. 특히 초산모의 진통 시간은 개인차가 크다.

근육량의 차이도 출산 후 회복 속도에 영향을 미친다. 미국의 한 학술잡지에 실린 조사 결과에 따르면 아프리카계, 백인계, 라틴계, 아시아계 등 인종에 따라 평균 근육량이 현저한 차이를 보인다. 이는 인종에 따라 출산 후 근육 복원력이나 회복 속도에 차이가 나타날 수 있음을 의미한다.

운동치료사 한동길 씨는 "백인과 흑인은 대체적으로 근육량이 많고, 뼈대나 인대 같은 관절 구조가 아시아인보다 튼튼하기 때문에 임신 중에도 일상적인 활동에 어려움을 느끼지 않을 뿐더러 출산 후에도 골반 복원력이 강해 회복이 빠르다"고 설명한다. 그에 비해 아시아인은 상대적으로 근육량이 적고 골격과 관절도 작기 때문에 근육 복원력도 약하고 그만큼 회복하는 데 시간이 더 걸린다. 근육량이 적을수록 출산이 어렵고 회복도 더딜 뿐 아니라 근육이 만들어내는 열이 적기 때문에 외부 온도에 더 민감해진다. 실제로 여러 인종 가운데 라틴, 아시아계 여성의 근육이 가장 적은데, 이러한 차이 때문에 몸을 따뜻하게 하는 고유의 산후조리 문화가 전해 내려온 것인지도 모른다.

하지만 인종적 차이가 있다고 해서 산후조리 문화가 다른 결정적 근거로 확대 해석할 수는 없다. 인종 간의 신체적·물리적 차이는 갈수록 줄어드는 추세이고, 최근에는 개인차가 인종차보다 더 큰 경우가 많아지고 있다. 또 최근 미국 등 서구에서는 출산 후 여성의 건강 관리에 대한 연구와 관심이 높아지면서 아시아와 남미의 산후조리 문화에 주목하고 있으

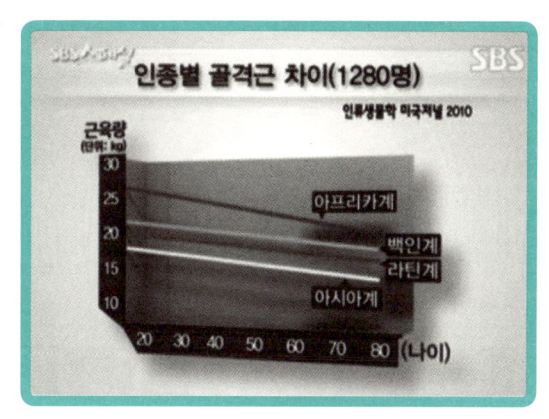

인종별 골격근 차이(1,280명)
출처 : 인류생물학 미국저널 2010

며, 그 효용성과 장점을 연구하고 배우려는 움직임이 나타나고 있다.

그렇다면 우리의 전통 산후조리법은 한국 여성들에게 여전히 유효한 것일까? 주거 환경이나 식생활 등 일상 전반이 서구식으로 변화한 만큼, 산후조리 방법에도 시대에 맞는 변화가 요구되는 것은 아닐까?

다음 장에서는 한국식 산후조리가 과연 과학적 근거가 있는 것인지 알아보고 현대의 변화된 환경에 맞는 적절한 산후조리법을 찾아보자.

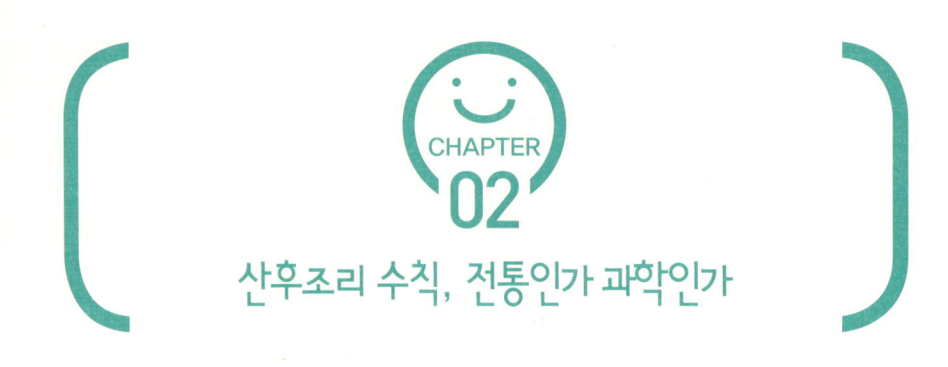

CHAPTER 02
산후조리 수칙, 전통인가 과학인가

지난 6월 둘째아이를 출산한 오희영 씨(가명, 30세)는 출산 다음 날 바로 세수도 하고 이도 닦고 커피도 마셨다. 이틀 만에 첫째아이를 업는가 하면 일주일도 채 못 되어 에어컨 바람을 쐬며 운전을 하는 등 특별히 출산 전의 일상과 다를 것 없이 지내는 모습이었다.

캐나다에서 오랜 유학생활을 했던 희영 씨는 우리나라의 산모들에게 강조되는 여러 금기사항들을 이해할 수 없다고 했다. 그런 희영 씨를 바라보는 주변 어른들의 시선에는 걱정이 가득하다. "내복 입고 다녀야 해. 양말도 신어야지. 그러다 몸에 찬바람 들어간다니까. 큰일 나. 나중에 어떡하려고…."

반면 우주희 씨(가명, 32세)는 아기를 낳고 나서 무척이나 조심스럽다. "지금 몸이 제 몸이 아니거든요. 뼈에 바람 다 들어갈 거 아니에요. 나중에 혹시나 아프면 어떻게 뒷감당하겠어요?"

한여름에 출산한 그녀는 더위를 참기 힘들어 하면서도 선풍기 바람은커녕 몸을 씻는 일도 모두 미룬 채 참고 있다.

우즈베키스탄에 거주하다가 출산을 위해 잠시 한국에 온 신혜정 씨(가명, 35세)는 "산모들이 왜 한여름에도 내복을 입고 온몸을 싸매고 있는지 이해할 수 없다"며 고개를 갸우뚱했다. 산후조리만큼은 한국에서 해야 한다는 어머니의 당부를 거절할 수 없어 왔지만 막상 겪어본 한국의 산후조리 문화는 그녀의 상식으로 이해하지 못할 부분들이 많았다.

전통적인 산후조리의 효과와 원리를 제대로 알기 위해서는 먼저 속설이나 민간요법으로 치부되어온 산후조리 수칙에 대한 오해를 풀고 정확하게 이해하는 것이 필요하다. 제작진은 이를 위해 전통 방식과 서구식의 서로 다른 방법으로 산후조리를 한 네 명의 산모들을 밀착 취재해 이들의 산후조리 방법이 각기 출산 후 회복상태에 어떤 영향을 미치는지 살펴보기로 했다. 또 다양한 실험과 검사를 통해 전통 산후조리의 장단점과 의학적 효과를 검증해보기로 했다.

먼저 우리가 익히 알고 있는 산후조리 수칙들이 과학적으로 근거가 있는지부터 알아본다.

전통 수칙1 : 찬 기운을 피하라

우리나라의 전통적인 산후조리에서 우선하는 원칙은 "찬 기운을 피하고 몸을 따뜻하게 해야 한다"는 것이다. 이에 따라 산모들은 한여름에 일부러 땀을 내기도 하고 내복을 껴입기도 한다. 찬물에 손을 담그는 것도 금물. 그래서 집안일도 최대한 늦춘다. 찬바람 한번 잘못 맞았다가 평생 산후풍으로 고생한다는 옛 어머니들의 말씀은 과연 사실일까? 그렇다면 어떻게 조심하고 따르는 것이 좋을까?

우주희 씨는 현재 산후조리원에서 몸조리 중이다. 기온이 30도가 넘어가는 한여름인데도 내복을 입고서 땀을 뻘뻘 흘리고 앉아 있다.

"너무 더워요. 꼭 찜질방에 온 것 같아요. 마음 같아서는 싹 벗어던지고 에어컨 틀고 선풍기 바람 쐬고 싶죠."

그럼에도 불구하고 이를 악물고 더위를 참는 이유는 혹시 나중에 산후풍에 걸려 몸이 아플까 봐서다.

한편 가벼운 반소매 차림으로 바람을 전혀 개의치 않는 희영 씨. 희영 씨는 출산 후 일주일이 막 지났을 뿐인데 평소처럼 에어컨을 틀고 운전을 한다. 또 다소 쌀쌀할 정도로 냉방이 되고 있는 극장을 큰아이와 함께 찾기도 한다. 에어컨 바람이 춥지 않느냐는 제작진의 질문에 그녀는 아무렇지도 않은 듯 대답했다. "전 시원하고 좋은데요. 오히려 큰아이가 추울까 봐 그게 신경 쓰일 뿐이에요."

산모들은 고민스럽다. 어떤 이는 찬바람 한번 잘못 쐬었다가 산후풍에 걸려 평생을 고생했다는데 또 어떤 이는 아무렇지도 않게 찬바람을 쏘이며 일상생활을 해도 몸에 아무런 이상이 없으니 어떻게 된 것일까? 출산 후 가장 조심해야 할 것으로 꼽히는 찬바람. 과연 찬바람은 경계하고 두려워해야 할까? 찬바람은 실제로 산모의 몸에 어떤 영향을 미치는 걸까?

> 산후에는 바람을 꺼려 산문(産門)을 단단히 보호해야 한다. 비록 7일 후라도 보온을 잘해서 반드시 따뜻한 의복으로 배를 따뜻하게 해야 한다. 비록 여름이라도 두껍게 덮어야 한다. 그렇지 않으면 배가 차가워져서 피가 잘 돌지 않고 또 자주 아프게 된다.
>
> -《섭천사여과(葉天士女科)》중에서

전통 문헌 《섭천사여과》에 보면 산후에는 찬바람을 특히 주의하도록 강조하고 있다. 특히 바람을 경계하고 있는데 비단 이 문헌뿐이 아니다. 전통적으로 산후 몸조리에 대하여 기록한 문헌들을 살펴보면 대부분 바람을 조심할 것을 강조하고 있다. 제작진은 출산 후 금기시되는 찬바람이 실제 우리 몸에 어떤 변화를 가져오는지 살펴보기 위해 실험을 진행했다.

산모가 아닌 30대 초반의 여성이 두 명 있다. 이들에게 찬 물을 마시게 한 후 적외선 체열진단을 통해 몸의 체온 변화를 관찰하였다.

두 여성 모두 섭씨 0도의 찬물을 마시고 나자 복부뿐 아니라 전신의 온도가

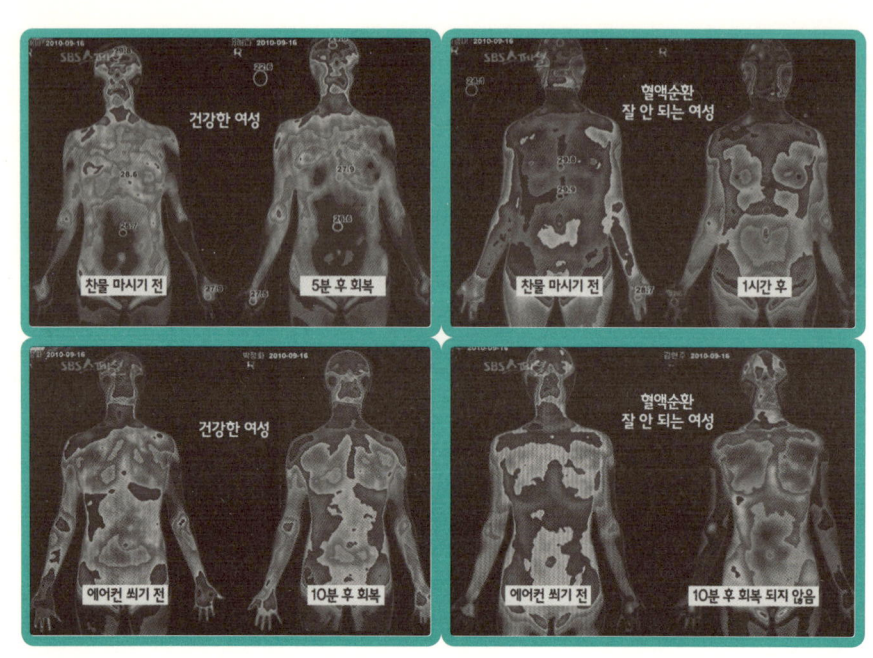

체온 변화 실험

떨어졌다. 그러다 차츰 떨어졌던 체온이 다시 올라가기 시작하는데, 건강한 여성의 경우 채 5분이 지나지 않아 찬물을 마시기 전 상태로 회복했다. 그러나 혈액순환이 잘 되지 않는 여성의 경우 20분이 지나도 원래의 체온을 쉽게 회복하지 못했다. 그리고 무려 한 시간이 지나서야 처음 상태로 돌아오기 시작했다.

이번에는 찬 물이 아닌 에어컨 바람을 이용하여 같은 실험을 진행했다. 건강한 여성의 경우 10분 만에 원래의 체온을 회복한 반면, 혈액순환이 잘 안 되는 여성은 체온을 쉽게 회복하지 못했다. 특히 심장으로부터 멀리 떨어져 있는 하체 온도는 회복되는 데 더욱 긴 시간이 걸렸다.

혈액순환이 중요하다

평소 혈액순환이 잘되는 사람은 외부에서 온 찬 자극에 대해서 스스로 회복하는 능력이 좋은 반면, 그렇지 못한 사람은 찬물이나 찬 자극에 대한 회복 능력이 떨어진다는 사실을 실험을 통해 알 수 있었다.

경희대학교 강남한방병원 부인과의 황덕상 교수는 "꾸준히 운동을 해 근육도 어느 정도 있고 혈액순환도 잘되는 사람은 차가운 물이나 공기 같은 외부의 찬 자극에 적응하고 스스로 회복하는 능력이 좋다. 그러나 평상시 손발이 시리거나 찬 사람, 혹은 출산한 지 얼마 되지 않았거나 특정한 질병이 있는 사람이라면 찬물이나 찬 자극에 대해 회복하는 능력이 현저히 떨어진다"고 설명한다.

특히 여기에서 출산이 문제가 되는 것은 왜일까? 분만하는 과정에서 산모가 극도의 긴장과 불안을 느끼면 교감신경이 활성화되기 쉽다. 교감신경이 과도하게 기능하면 혈액순환이 원활하지 않을 수 있다.

평온할 때 작동하는 부교감신경과 달리 교감신경은 출산과 같은 불안과 긴장상태에서 활성화된다. 교감신경이 작동하면 동공이 커지며 심장박동이 증가한다. 또한 위기 상황에 신속히 대응하기 위해 심장과 근육으로 충분한 양의 혈액이 흘러가는데, 그 때문에 내장기관과 피부로는 상대적으로 혈액이 덜 가게 된다. 이때 피부 밑 말초혈관의 혈액 흐름이 원활하지 않은 상태에서 찬 기운에 노출되면 이미 수축된 말초혈관이 더 수축하면서 혈액순환이 한층 어려워질 수 있다.

우리가 몸이 시리다고 느낄 때는 실제로 체온이 떨어져 피부 온도가 내려가기 때문이기도 하지만, 대부분이 체온은 정상인데 혈액이 피부로 충분히 흘러 들어가지 않아 차갑게 느끼는 경우다. 특히 손발이 차고 시린 증상은 교감신경계의 기능 과다로 인해 후자에 해당하는 경우가 많다

"피부에 얼음을 대면 모공이 수축하듯이, 자율신경계와 혈관도 찬바람이나 찬물과 같은 찬 기운의 영향으로 수축될 수 있습니다. 수축이 되어서 그 기능이 제대로 작동하지 못하는 상태를 한방에서는 '찬바람이 들었다'고 말하지요."

경희대학교 동서신의학병원 한방부인과 이진무 교수에 따르면, 모든 산모가 단 한 번의 찬 기운을 두려워할 필요는 없다. 그러나 평소 운동을 하지 않아 근육량이 적고 혈액순환이 잘되지 않는다면 되도록 찬 기운을 피하고 몸을 따뜻하게 해주는 것이 좋다.

일부러 땀내는 것은 금물

출산 후에 몸을 따뜻하게 하는 것이 좋다고 해서 필요 이상으로 난방을 하거나 두꺼운 이불을 덮어쓰고 일부러 땀을 내는 것은 오히려 산모의 건강을 해치는 요인이 된다.

제작진은 위의 실험을 하던 중 한 가지 재미있는 사실을 발견했다. 건강한

여성이 찬물을 마신 뒤 잃었던 체온을 회복하다가 어느 순간 갑자기 체온이 뚝 떨어진 것이다. 이것은 왜일까? 확인해보니 참가자는 "겨드랑이에 살짝 끈끈한 정도로 땀이 났다"고 이야기했다. 갑작스러운 체온 저하의 원인은 바로 땀이었던 것이다. 사람은 아주 적은 양의 땀에도 급격히 체온을 상실할 수 있다.

따라서 인위적으로 땀을 내다 보면 그만큼 체온이 부자연스럽게 떨어질 수 있음을 알 수 있다. 특히 땀을 많이 흘려 나트륨과 칼륨 같은 전해질(electrolyte)이 과도하게 배출되면 어지럼증이나 탈수증이 올 수 있다. 전해질은 우리 몸에서 신경자극에 전달되어 지혈 및 근육의 수축 등 생리작용에 관여하는 중요한 역할을 한다. 그러므로 아이를 낳고 산후조리를 할 때 너무 덥게 하거나 무리하게 땀을 내는 것은 결코 바람직한 산후조리 방법이 아니다.

"본래 아기를 낳고 나면 힘든 분만 과정을 겪었기 때문에 산모들이 진땀을 흘리거든요. 이때 그 땀이 그치지 않게끔 따뜻하게 보온을 해주면 몸속 대사가 원활하게 이루어질 수 있어요. 그런데 항간에 땀을 내는 게 좋다고들 한다고, 한여름에도 땀띠가 날 정도로 문을 꼭 닫고 옷을 껴입어 땀을 내는 경우가 있습니다. 그러다가 오히려 산후풍에 걸리는 수가 있으니 조심해야 합니다."

— 이경섭 교수(경희대 강남한방병원 부인과)

땀은 아기를 낳은 산모의 몸에서 대사 활동이 활발히 이루어지도록 하여 불

필요한 물질이 빨리 빠져나가도록 돕는다. 그러나 지나치게 땀을 낼 경우 체온을 급격히 떨어뜨리고 어지럼증이나 탈수를 일으킬 수 있으므로 주의해야 한다.

특히 최근에는 산후조리원 등에서 찜질방을 설치해 산모들에게 온찜질을 하게 하는 경우가 있는데 산후조리 기간에는 과도한 찜질이나 족욕, 반신욕 등을 피하는 게 좋다.

또한 전문가들은 땀을 내더라도 자주 닦아주고 몸을 보송한 상태로 유지시키는 것이 중요하다고 지적한다. 이진무 교수는 "땀이 나 있는 눅눅한 상태에서는 약간의 손바람에도 땀이 증발되면서 몸이 차가워질 수 있다"면서, 땀은 내되 자주 닦아주고 몸을 보송보송하게 유지하는 것이 가장 중요하다고 강조한다. 이를 위해 땀 흡수가 잘되는 면 종류의 얇은 옷을 겹쳐 입고, 속옷을 하루에 대여섯 번 이상 갈아입는 것이 좋다고 한다.

보온으로 면역력 증강시키기

몸을 따뜻하게 하는 것이 좋은 또 다른 이유는 면역력 증강과 관련이 있다. 분만 후 몸을 따뜻하게 하면 분만 시 생기는 상처 부위의 혈액순환을 개선시켜 회복을 촉진시킬 뿐 아니라 오로의 배출을 돕고 몸 안의 노폐물이 쉽게 빠져나가도록 해준다. 또 지치고 피로해진 몸을 따뜻하게 함으로써 긴장을 완화시키고 출산 시 잔뜩 힘을 줬던 근육들을 이완시키는 데도 도움이 된다.

몸이 따뜻해지면 인체 내 대사 활동이 활발해진다. 감염질환에 걸리면 몸에서 열이 나는데 이는 면역력을 증가시키기 위한 몸의 자연 치유 과정이다. 실제로 체온이 섭씨 1도 낮아지면 백혈구 활동이 급격히 둔화되면서 면역력이 30% 떨어진다는 연구 결과도 있다. 이와 반대로 신체 온도가 1~2도 오르면 대사량이 두 배 증가한다는 보고도 있다. 대사가 왕성해지면 몸의 회복도 그만큼 빠르다. 몸을 따뜻하게 하는 것은 여러 가지 면에서 산모의 회복에 유리하다.

전통 수칙2 : 산모는 무조건 누워 쉬어라

앞서 살펴본 과테말라의 산후조리 문화에서는 산모가 출산 후 한 달간 침대에 누워 지내며 몸의 움직임을 최소화했다. 우리나라의 많은 산모들도 출산 후에는 무리하지 말고 누워서 편히 쉬어야 한다는 믿음을 가지고 있다. 최선미 씨도 그런 산후조리법을 철저하게 지키려는 산모 중 하나다. "어른들이 몸을 따뜻하게 하고, 아무것도 하지 말고 무조건 누워 있으라고 하던데요. 주변에 보면 대부분의 산모들이 그렇게 하더라고요."

그러나 오희영 씨처럼, 출산 후 일주일도 안 됐는데 직접 운전을 하거나 무거워 보이는 아기 용품을 들어 올리는 등 평소와 다름없이 일상생활을 하는 산모도 있다.

출산 후 산모의 움직임을 제한해야 좋다는 믿음은 어디에서 연유한 것일까? 가만히 누워 있는 것은 산모의 몸 회복에 과연 얼마나 도움이 되는 것일까? 희영 씨처럼 산후조리 기간에 일상생활을 하면 나중에 정말 탈이 나지는 않을까?

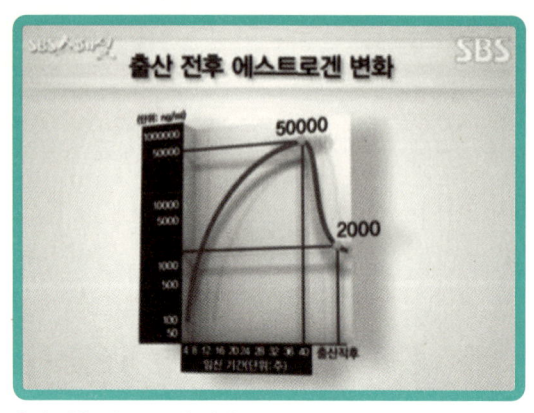

출산 전후 에스트로겐 변화

그에 대한 답을 알기 위해 먼저 출산 직후 여성의 몸이 어떤 상태인지부터 살펴보기로 하자.

출산 이후 여성호르몬의 급격한 저하

태아가 비좁은 골반 사이로 빠져나오면서 산모의 뼈와 관절들은 크게 무리한 상태이다. 여기에 더해 여성호르몬은 임신 중 급증하여 출산 전에 최고치에 달했다가 출산 직후 급격히 떨어진다. 특히 모유 수유를 할 경우 호르몬의 분비는 폐경 상태와 같아지므로 온몸의 관절은 호르몬의 보호를 거의 받을 수 없게 된다.

임신 중 태반에서 분비되는 대표적인 호르몬인 릴랙신은 인체의 힘줄이나 인대 조직을 느슨하게 하는 작용을 한다. 특히 천장관절과 치골결합부의 인대를 유연하게 해 분만 중 자궁 입구가 더 잘 벌어지도록 한다. 문제는 이 호르몬들이 약해지지 않아야 될 다른 관절들에까지 영향을 준다는 것이다. 임신성 호르몬들은 골반 인대뿐 아니라 전신의 다른 인대들까지도 유연하게 만든다.

> **에스트로겐의 변화**
>
> 혈장 내 에스트로겐은 분만 후 3시간 이내에 산전 수준의 10%로 떨어지고 일주일쯤 되었을 때 최저치가 되며 19~21일이 지나서야 임신 전 수치로 되돌아온다. 이때 모유 수유를 할 경우, 에스트로겐이 정상 수준으로 회복되기까지는 더 오랜 시간이 걸린다.

관절과 인대가 늘어나 약해진 상태에서 육아며 집안일 등 해야 할 일이 크게 늘어나기 때문에 산모 입장에서는 몇 배나 커진 부담을 떠안게 된다. 그나마 관절과 인대를 부드럽게 만들어 일종의 보호 작용을 해주던 호르몬이 급격히 감소되면서 관절에 무리가 갈 가능성은 더 높아진다.

경희대학교 동서신의학병원 류머티스내과 이상훈 교수는 "임신 중 호르몬이 작용할 때는 그나마 관절 보호 효과가 있지만, 출산 후 호르몬이 급격히 감소되면 약한 충격에도 관절에 큰 무리가 갈 수 있다"고 지적하며 갑자기 넘어지거나 일하다가 다칠 경우 평소보다 더 큰 통증이 오고 쉽사리 회복되지 않을 수 있으니 주의해야 한다고 말한다.

비단 호르몬의 변화에만 그치는 것이 아니다. 산모들은 임신과 출산을 겪는 과정에서 골밀도도 낮아진다. 골밀도는 임신 중기에 가장 낮아졌다가 출산 후 수개월이 지나야 정상으로 회복된다.

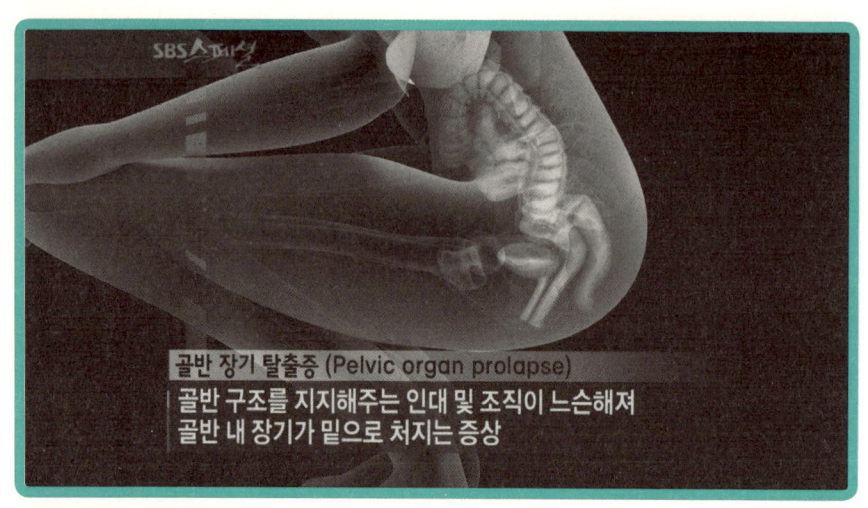

골반 장기 탈출증 (Pelvic organ prolapse)
골반 구조를 지지해주는 인대 및 조직이 느슨해져
골반 내 장기가 밑으로 처지는 증상

골반 장기 탈출증

 관동의대 제일병원의 산부인과 양재혁 교수는 "임신 중기에 태아의 뼈와 치아가 형성될 때 산모의 골밀도는 최저치로 내려갔다가 이후 서서히 회복을 하게 된다"며 "출산 후 3개월 정도가 지나야만 원래의 건강한 상태로 돌아간다"고 말한다.

골반 장기 탈출증의 위험

 출산 직후 과도하게 허리를 굽히거나 무거운 것을 들지 않도록 주의해야 하는 또 다른 이유는 골반 장기 탈출증의 위험 때문이다. 무거운 물건을 들면서 몸에 힘을 주거나 허리를 구부린 자세로 일을 할 때는 골반 내 압력이 증가하는데, 이때 골반 구조를 지지해주는 인대나 조직이 느슨해지기 때문에 골반 안에 있는 장기가 밑으로 처지는 골반 장기 탈출증이 나타날 수 있다.

스웨덴의 한 연구소에 따르면 반복적으로 무거운 것을 드는 직업여성의 경우 골반 장기 탈출증의 발병 위험이 두 배에 달한다고 한다. 특히 출산 후 무리한 움직임으로 인해 골반 장기가 탈출할 경우 자궁뿐 아니라 직장, 방광 등에도 무리가 올 수 있다. 이는 요실금이나 변비 등 산후의 고질적인 후유증으로 이어질 수 있으므로 주의해야 한다.

경희대학교 동서신의학병원 산부인과의 설현주 교수는 골반 장기가 탈출할 경우 자궁만 밑으로 처지는 게 아니라 자궁 뒤편에 있는 직장과 자궁 앞에 있는 방광이 같이 처지기 쉬우므로 요실금이나 변비 등의 배변장애와 같은 증상을 동반할 수 있다고 경고한다.

가벼운 운동은 회복으로 가는 지름길

산통을 겪으며 온몸의 관절과 골반이 늘어났기 때문에 산모가 몸을 추스르는 데에는 충분한 시간이 필요하다. 이때 무리가 될 정도가 아니라면 가벼운 체조와 걷기를 하면 늘어났던 근육과 관절을 회복시키는 데 도움이 된다.

출산 후 마냥 누워 있기보다 일상적인 활동을 하고 가벼운 운동을 했던 희영 씨는 한 달 후 병원 정기검진에서 회복이 잘됐다는 소견을 들었다. 성균관의대 삼성서울병원 산부인과 최석주 교수는 "걷는 운동은 자연분만 후 골반 근육이나 방광 근육을 회복하는 데 도움이 되고 변비 예방에도 좋다"며 "가급적 빨리

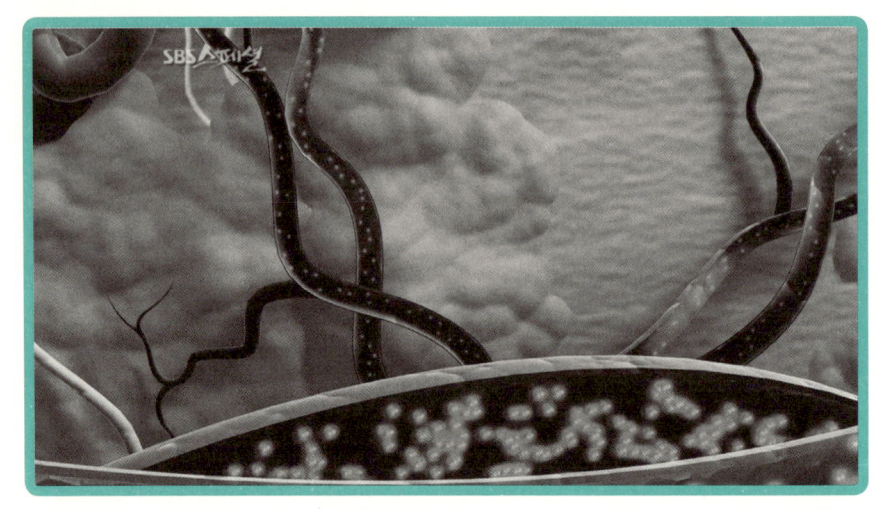

대형정맥 안에서의 혈액응고 현상 **혈전증**

걷는 운동을 시작하도록 권한다"고 말한다.

출산 후 가벼운 운동이 필요한 이유는 또 있다. 출산 후에는 다리나 골반에 있는 대형정맥(large veins) 속에서 혈액이 응고되는 경향이 나타나면서 혈전증(Thrombosis)의 위험이 증가하기 때문이다.

혈전증은 피가 굳어 생긴 덩어리가 몸속 혈관을 이동하다 어느 순간 혈관의 흐름을 막는 증상으로, 산후에 발생하는 임신성 정맥혈전증 때문에 급작스럽게 사망에 이르는 사례도 있으니 주의가 필요하다. 이형근 산부인과 전문의는 "응고된 혈전이 심장이나 폐로 이동하거나, 특히 뇌 쪽 혈관이 순간적으로 막힐 경우에는 치명적이 될 수 있다"며 "가장 중요한 것은 산모를 걷게 하는 것이다. 혈전증의 발병 위험을 낮추기 위해서는 가만히 있는 것보다는 몸을 움직여야 효과가 있다"고 당부했다.

단계적으로 준비하는 가사와 육아

산모가 한 달 내내 누워 있기만 할 경우 또 다른 문제가 생긴다. 도와주는 손길이 사라지고 나면 산모는 갑작스럽게 가사와 육아 등 모든 것을 혼자서 감당해야 하기 때문

> **합병증을 예방하는 걷기 운동**
>
> 제왕절개술로 아기를 분만한 경우에도 가급적 빨리 걷기를 권한다. 수술한 산모가 빨리 걷기 시작하면 수술한 부위에 장이 들러붙는 장 유착을 예방할 수 있다. 장 유착이 생기면 이후 만성적으로 재발하는 복통과 소화불량, 장폐색증으로 고통을 받을 수 있다. 수술 다음 날부터 걷기 운동을 열심히 한다면 이러한 합병증을 줄일 수 있다.

이다. 그런데 계속해서 누워만 지냈을 경우 한 달째 거의 움직임이 없었던 탓에 근육량과 대사량이 최저 상태로 떨어져 있기 쉽다. 그 때문에 갑작스러운 가사와 육아 노동은 산모의 관절에 무리가 될 수밖에 없다. 대부분의 아기 엄마들이 팔목, 어깨, 무릎 등 관절 통증을 호소하는 것도 이 때문이다.

최두영 가정의학과 전문의는 산후조리 기간에 근육이 약해지지 않도록 가벼운 운동을 하는 것이 좋다고 말한다.

"산모가 3주 동안 아무런 활동도 하지 않고 누워 쉴 경우 여러 가지 문제가 발생합니다. 오랜 시간 누워만 있었기 때문에 전신의 근육이 약해질 대로 약해진 상태가 됩니다. 산모가 철저히 쉬면서 회복에 전념할 수 있도록 도와주던 도우미도 이때쯤 갑자기 돌아가버리지요. 근육이나 힘줄이 분만 전보다 훨씬 약해져 있는 상태에서 산모는 갑자기 세 배 정도 늘어난 일을 감당해야 합니다."

최두영 전문의는 또 "가사와 육아 등 일상생활에 복귀할 때 가족의 도움을

받으며 단계적으로 해 나가도록 미리 준비하는 것이 중요하다"고 조언한다.

전통 수칙3 : 출산 후 목욕을 금하라

출산 다음 날, 제작진이 병실로 찾아갔을 때 혜정 씨의 침상은 비어 있었다. 아침식사가 나오기도 전인 이른 시간부터 어딜 간 것일까? 옆에서 샤워실로 간 것 같다고 귀띔한다. 부랴부랴 샤워실 쪽으로 향하던 길에 머리카락이 젖은 채 샤워실에서 나오는 혜정 씨와 마주쳤다.

"도저히 참을 수가 없어서 머리를 감았어요. 어제 땀을 너무 많이 흘려서요. 개운해서 살 것 같아요."

혜정 씨는 "미지근한 물로 감았으니까 괜찮을 거예요"라며 오히려 제작진을 안심시키려는 눈치다.

'씻지 말라'는 수칙만큼 산모들을 난처하게 하는 것도 없다. 최근 들어 혜정 씨처럼 출산 하루 만에 샤워를 하는 이들도 늘기는 했지만 여전히 대부분의 산모들이 나중에 아플지도 모른다며 버틸 수 있을 때까지 버티곤 한다. 실제 우리 전통 산후조리 문화에서는 출산 후 물을 몸에 대는 것 자체를 상당히 부정적인 시각으로 바라보았다.

7일 이내에는 절대로 씻어서는 안 된다. 7일이 지나서야 따뜻한 물로 침구에 앉아 씻을 수 있다. 한 달이 지나야 비로소 세수와 머리 감기를 할 수 있으며 두 달이 지나야 목욕을 할 수 있다.

-《산감(産監)》중에서

너무 일찍 옷을 벗고 씻거나 목욕하면 몸이 뻣뻣하여 활과 같이 몸이 휘어지니 이를 산욕바람(辱風)이라 한다.

-《의학입문(醫學入聞)》중에서

> **양치는 반드시**
>
> 임신과 출산 과정에서는 호르몬의 영향으로 잇몸이 붓거나 들뜨는 경우가 많다. 그럴수록 구강 청결에 더욱 신경 써야 한다. 잇몸 상태가 좋지 않은 상태에서 양치질을 제대로 하지 않고 방치하다가는 잇몸병이 악화되어 고생할 수 있다. 칫솔은 잇몸이 상하지 않도록 부드러운 모를 선택하고 무리한 자극이 되지 않도록 부드럽게 잇몸 마사지를 해주는 것이 좋다. 음식물을 씹지 못할 정도로 치아와 잇몸 상태가 나빠진 경우에는 반드시 치과에 가서 치료를 받아야 한다.

출산 후 씻는 것을 터부로 여기는 전통에 대해 현대 의학에서는 전혀 근거 없는 이야기라고 일축한다. 서울대학병원 산부인과의 박중신 교수는 "산모에게 여러 날 동안 씻지 말라고 금지한 전통은 현대 의학의 관점에서 보면 전혀 근거 없는 이야기"라고 잘라 말한다. 오히려 출산 후 땀을 많이 흘린 상태에서는 피부나 회음부가 불결해지기 쉬우므로 가능하면 빨리 샤워를 하도록 권하고 있다는 것이다.

다만 양방에서도 산욕기 기간에 탕에 들어가는 입욕 목욕만큼은 자제하도록 권고한다. 자연분만 직후 입욕 목욕을 할 경우 자궁경부에 염증을 유발할 가능성이 있기 때문이다. 탕 속에서 감염에 노출될 수 있는 데다, 오랜 시간 입욕을 하면 기운을 떨어뜨려 피로해지기 쉽다. 탕 목욕은 출산 4~6주 정도 지나 오로가 완전히 멈추고 난 다음 시작하는 것이 좋다고 전문가들은 조언한다.

이는 미국에서도 마찬가지다. 미국의 병원에서도 가벼운 샤워는 허락하지만 통목욕은 출산 후 2주간 금지하고 있다. 미국 브리함 여성병원에서 발행한 〈초보엄마를 위한 지침(Guide for new parents)〉에 따르면, "샤워는 바로 해도 되지만 통목욕은 2주 정도 경과하여 회음부 상처가 아물기를 기다렸다가 하는 것이 좋다"고 쓰여 있다. 이 지침에 따르면 수영을 하려면 출산 6주가 지나 산과 주치의의 검진을 받은 후에 의사의 동의를 얻고 해야 한다.

환경 변화에 따른 재해석이 필요하다

그렇다면 전통 산후조리 수칙 중에서 씻기를 금지한 것은 전혀 근거 없는 속설일 뿐일까? 이진무 교수는 과거에 비해 크게 달라진 현대 생활환경과 조건을 고려해야 한다고 조언한다.

전통적으로 옛 주거환경은 산모가 몸을 씻기에 용이한 환경이 아니었다. 욕실이 따로 없었거니와 따뜻한 물을 쓰기 위해서는 일일이 불을 지펴 데워야 했다. 전통 가옥 또한 외풍이 심한 구조여서 찬바람이 잘 들어왔다. 목욕을 한 다음 몸이 젖은 상태에서 바람을 맞아 물이 증발되면 체온이 급격하게 내려가게 된다. 따라서 이러한 환경에서 괜히 무리해서 몸을 씻다가 탈이라도 나면 큰일이었다.

이 교수는 "씻는 것에 관한 전통 산후조리 금지 수칙은 목욕하기에 번거로움이 따르고 실내공기도 차가운 전통 가옥의 환경을 고려하여 금기시했던 것"이라고 지적하며 "시대가 변화하고 생활환경이 달라진 만큼 산후조리 수칙도 그에 따라 재해석하거나 정비할 필요가 있다"고 말한다.

요즘은 가정마다 난방이나 온수 시설이 잘되어 있으므로 산후 3~4일이 경과한 다음부터는 무리가 가지 않는 한에서 간단한 샤워 정도는 오히려 권장된다.

산후에 이를 닦지 말라거나 머리를 감지 말라는 과거의 금기 사항들에 대해서는 그 의미를 찬찬히 새겨볼 필요가 있다. 이와 관련하여 옛 문헌에는 "머리를 아래로 드리우면 피가 거스를 수 있다"는 이유를 내세우고 있다. 이를 닦을 때 혹은 머리를 감을 때 취하게 되는 쪼그려 앉는 자세를 경계하고 있는 것이다. 산후에 쪼그려 앉는 자세를 자주 취하면 골반관절과 인대에 무리를 주고 회음부의 통증을 유발할 수 있다. 또한 복압을 높여 자칫 태반 부위의 출혈을 초래할 수 있으므로 주의를 요한다.

그러나 요즘에는 욕실 문화가 달라지면서 머리를 감을 때 굳이 쪼그려 앉는 자세를 할 필요가 없어졌다. 머리를 감을 때는 가능한 허리를 구부리지 않는 편한 자세를 취하는 것이 좋으며, 샤워 후에는 머리카락의 물기를 완전히 제거해야 한다. 그래야 체온을 잃거나 염증이 생길 위험을 최소화할 수 있다.

충분히 주의한다면 가벼운 씻기는 얼마든지 가능하다는 얘기다.

전통 수칙4 : 보양식으로 기를 보하라

　　　　　　　　　　최선미 씨가 2주간의 산후조리원 생활을 마치고 아기와 함께 집으로 돌아오던 날, 친정어머니는 방 한쪽에 작은 상을 차려놓고 미역국을 올렸다. 아기를 지켜주는 삼신할머니에게 신고식을 해야 한다는 것이다. 옛날 우리 어머니들은 아기가 태어나고 1, 2, 3주 매 7일째 되는 날마다 미역국과 찬물을 떠놓고 삼신할머니에게 기도를 했다고 한다. 아기의 건강과 축복을 바라는 소박한 의식인 셈이다. 그렇게 삼칠일을 지내면 비로소 아기와 산모 모두 한 고비를 건강하게 넘긴 것으로 보았다.

　미역국은 전통적으로 아기와 산모의 건강을 축원하는 상징적 음식이다. 특별한 산후조리를 하지 않더라도 아이를 낳은 산모라면 꼭 챙겨먹는 것이 바로 미역국이다. 더구나 피를 맑게 하고 젖을 잘 돌게 한다는 효능이 알려지면서 경쟁하듯 열심히 먹는 필수 음식이기도 하다.

　과거 먹을 것이 부족했던 시절, 미역국은 흔치 않은 고급음식이었다. 특히 참기름을 넣고 끓인 고기 미역국은 산모에게 부족한 지방과 철분, 단백질을 한꺼번에 보충해주는 영양식이었다. 더구나 미역국은 소화도 잘되고 자극적이지 않아 산모가 먹기에 그만이었다. 또 땀을 많이 흘려 수분과 염분을 필요로 하는 산모에게는 수분섭취용으로도 제격이었다. 그래서 산모들은 삼칠일 동안 끼니마다 그리고 간식으로까지 미역국을 먹었다.

요오드 과다 섭취를 주의하라

하지만 이렇게 미역국만 줄기차게 먹다보면 산모도 지겨워질 뿐 아니라 영양상으로도 불균형을 초래하게 된다. 미역국을 지나치게 많이 먹을 경우 요오드(Iodine) 과다 섭취 문제가 발생할 수 있는데, 갑상선 질환을 앓고 있는 산모들의 경우에는 특히 주의해야 한다. 요오드는 갑상선 호르몬을 구성하는 주성분으로, 갑상선 호르몬은 인체의 대사를 왕성하게 하거나 조절하는 호르몬이다. 이 호르몬이 부족할 경우에는 신생아의 발육이 지체될 수 있고 과잉 시에는 갑상선 이상에 의한 피부질환이 나타날 수 있다.

특히 우리나라 사람들은 해조류를 많이 먹는 식습관 때문에 평소에도 필요한 요오드 양의 5~10배 정도를 더 섭취하고 있다고 볼 수 있다. 요오드를 장기간에 걸쳐 과다 섭취할 경우 갑상선 기능저하증이 생길 우려가 있다.

이화여자대학교 가정의학과 심경원 교수는 "갑상선 기능저하증 등의 질환으로 호르몬을 투여받는 경우에는 지나친 요오드 섭취가 오히려 병을 악화시킬 수 있다. 특히 우리나라 사람들은 해산물과 해조류를 즐겨 먹는 식습관을 가지고 있어 미역국을 일부러 많이 먹게 되면 요오드 섭취량이 하루 상한치의 3배에서 7배 이상 웃도는 경우가 많다"며 적당량의 섭취를 강조한다.

> **미역의 영양소**
>
> 미역은 40여 종의 미네랄과 DHA를 비롯한 무기질, 비타민, 섬유질 등이 풍부한 식품으로, 산후 자궁수축과 지혈의 효과가 있어 산후 회복을 돕는 것으로 잘 알려져 있다. 이에 반해 열량은 낮아서 비만 예방에도 효과적이다. 또한 젖을 잘 돌게 해 모유 분비를 촉진시키며 쌀의 200배, 시금치의 25배, 우유의 13배나 되는 칼슘이 들어있으므로 출산으로 손실된 칼슘을 보충하는 데도 좋다. 특히 물에 끓인 미역은 '알긴산'이라는 식이 섬유질이 많아 몸속에 있는 콜레스테롤이나 발암물질 등 독성물질을 몸 밖으로 배출시키기도 한다.

과하면 오히려 독이 된다

고단백 보양식을 중시하는 우리의 산후조리 문화가 산모에게 꼭 이롭지만은 않다. 미국의 한 대학교에서 연구한 결과, 단백질을 과다 섭취할 경우 체내 칼슘이 오히려 감소되는 것으로 나타났다. 이에 따르면 단백질을 권장량보다 많이 섭취할 경우 매일 일정량의 칼슘이 몸 밖으로 배출됐다.

더구나 동물성 단백질은 칼슘의 흡수를 더 방해하는 것으로 나타났다. 심경원 교수는 "동물성 단백질은 나트륨 함량이 높아 칼슘 배출을 촉진시킨다"며 "동물성 단백질을 지나치게 과다 섭취하면 뼈나 관절에 좋지 않은 영향을 줄 수 있다"고 지적한다.

따라서 권장되는 것은 바로 식물성 단백질이다. 식물성 단백질인 이소플라본 성분은 뼈를 보호해준다. 임신과 수유로 인해 뼈 속의 칼슘이 많이 빠져나간 시기에는 고단백의 보양식보다 콩이나 두부, 두유 같은 식물성 단백질을 섭취하는 편이 칼슘 흡수를 돕고 뼈 건강을 지키는 데 효과적이다.

고단백 식사 습관은 또한 산후비만 문제와도 직결된다. 잘 먹어야 건강한

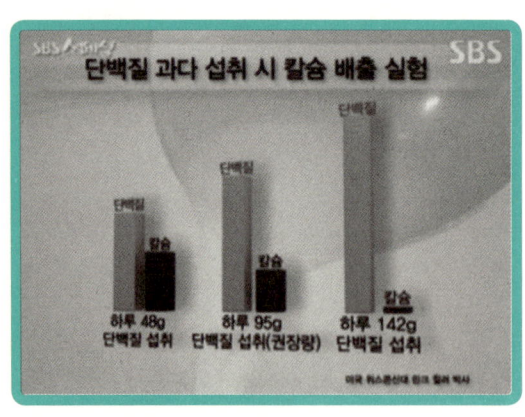

단백질 과다 섭취 시 칼슘 배출에 관한 실험
출처 : 미국 위스콘신대학교 링크 밀러 박사

아기를 낳는다는 생각에 흔히 임신 전부터 높은 열량의 식사를 하는 경우가 많다. 우리나라 산모들의 임신 후 평균 체중 증가량은 13.6kg으로, 미국(12.5kg), 일본(10kg)과 비교해도 높은 수치를 보인다.

임신 후 몸무게가 늘어난 경우, 출산한 지 3개월 이내에 본래의 체중을 회복하지 않으면 평생 그 몸무게가 유지되기 쉬우므로 더욱 주의해야 한다. 사람의 몸은 체중이 3개월 이상

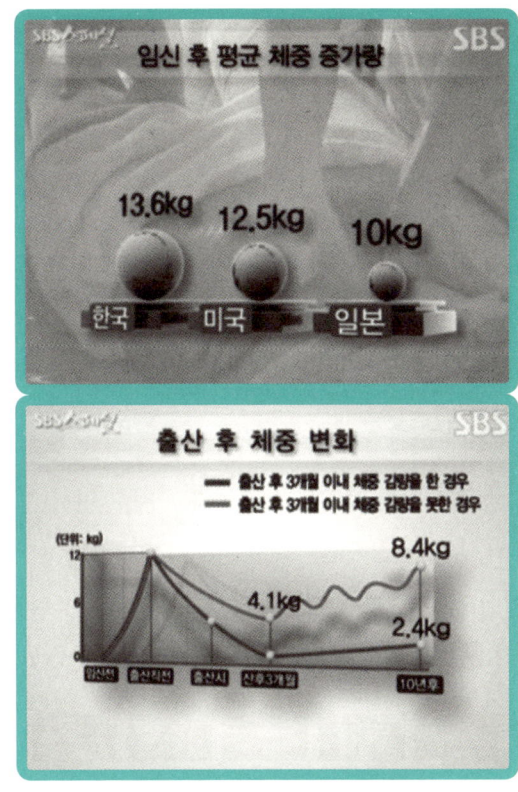

임신 및 출산 후의 체중 변화

지속될 경우 그 체중을 계속 유지하려는 성질(생리적 체중조절점)이 있다. 따라서 산후비만을 예방하기 위해서는 출산 전후 3개월 동안의 체중 관리가 가장 중요하다. 특히 아기를 가진 후 늘어난 체중은 지방세포가 커져서 나타나는 비만이므로 시간을 끌면 끌수록 살을 빼기가 그만큼 어려워진다.

먹을 것이 부족했던 과거에는 고기가 들어간 미역국과 흰 쌀밥이 산모들에

산모에게 필요한 칼로리

임신 시에는 평소보다 300~500kcal를 더 섭취해야 한다. 산후에 모유 수유를 할 경우에는 더 많은 칼로리가 필요한데 산모의 대사량에 따라 적게는 400kcal에서 많게는 700kcal까지 추가 칼로리가 필요하다. 모유 수유를 하지 않는다면 200kcal 정도만 더 섭취하면 충분하다.

게 더없이 중요한 영양 공급원이었다. 그러나 현대의 식생활 문화는 너무나 풍요로워진 나머지, 정반대의 우려를 낳고 있다. 이형근 산부인과 전문의는 "경제적으로 힘들던 50~70년대와 달리 지금은 고칼로리 시대"라며 "산후조리기에 고단백 고영양식을 고집하는 것은 시대착오적"이라고 지적한다.

 이러한 변화에 따라 최근 산모식은 고단백식보다 다양한 영양소를 골고루 섭취하는 쪽으로 강조되고 있다. 특히 칼슘과 철분을 비롯하여 비타민의 섭취가 중요하다. 미역국에만 집착하기보다는 된장국이나 부드럽게 끓인 배춧국, 콩나물국 등 국의 종류를 다양하게 하여 식욕을 유지하는 것이 바람직하다.

최고의 산후 운동, 걷기

산부인과 의사들은 출산 후 만 하루가 지나면 일어나서 걸을 것을 적극 권하고 있다. 조기 보행이 오로의 배출을 원활하게 하고 자궁수축을 도와 회복을 촉진시키기 때문이다. 또한 방광의 기능을 빨리 회복시키고 장운동을 활발하게 해 변을 잘 나오게 하며, 출산 직후 발병하기 쉬운 임신성 혈전증을 예방한다.
출산 후 방 안에 누워만 있으면 자궁수축이 늦어지고 비만이 되기 쉽다. 이때 가볍게 걷는 정도의 움직임만으로도 몸과 마음의 활력을 얻고 자신감도 생길 수 있다. 특히 제왕절개로 분만한 산모라면 더욱 조기 보행을 권장한다. 수술 후 가스 배출을 돕고, 장유착과 같은 수술 합병증도 예방할 수 있기 때문이다.

출산 후 걷는 운동이 좋은 이유
- 소변의 배출과 변비 방지에 도움이 된다.
- 자궁 내 고인 오로의 배출을 돕고 자궁을 수축시켜 회복이 빨라진다.
- 임신과 분만으로 늘어난 복부와 골반 근육의 수축력이 증가된다.
- 임신성 정맥 혈전증을 예방한다.
- 근육통을 완화하고 뼈의 약화를 막아 골다공증을 예방한다.
- 적당한 활동으로 임신 중 늘었던 체중을 감소시키는 효과가 있다.

전문가 Q&A 출산 후 건강 관리는 어떻게 하나요

출산 후 산모의 건강 관리에 있어서 가장 중요한 것은 무엇인가요?	위생관리, 가족과 주변 사람들의 심리적 지지 그리고 일상생활의 리듬 회복입니다. 기본적인 위생관리는 산욕기가 지난 뒤에도 지속되어야 합니다. 또한 산모가 육아에 대해 막연한 두려움을 갖지 않도록 심리적인 안정을 취하는 것이 절대적으로 중요합니다. 산모는 스스로 중환자가 된 듯한 무거운 마음을 털어내고 일상의 리듬을 회복하려는 의지를 가져야 합니다.
출산 후 산모 두 명 중 한 명이 6개월 내에 한두 가지 질병들을 앓은 경험이 있다고 합니다. 일반적인 산후 휴가 기간인 출산 후 3개월째에는 건강상태를 어떻게 점검해야 할까요?	산후 3개월이면 이미 산모도 아이도 식사나 수면, 수유, 배변 등의 활동시간에 규칙성이 생기기 때문에 이 시기는 산후조리 기간이라기보다는 실질적인 일상으로 진입되어야 합니다. 이때에도 아랫배를 비롯한 가슴 또는 특정 부위에 열이 나는 통증이 있거나 야간 수면을 방해받을 정도의 불편감이 있으면 그냥 지나치지 말고 진료를 받아 정확한 원인을 찾아야 합니다. 또 3개월 사이에 임신 전을 기준으로 만삭까지 늘었던 최대 몸무게에서 70~80% 가까이 감량하는 것이 바람직합니다. 그렇지 못하다면 출산과 관련해 늘었던 붓기가 빠지는 속도보다 영양불균형이나 스트레스로 인한 체중 증가의

속도가 앞서 있다고 볼 수 있습니다.
그리고 어느 정도의 우울감과 감정기복은 심각한 정신신경계의 이상이라기보다는 만성적인 피로 누적에 기인하는 경우가 많으니 지나치게 염려하지 않아도 자연스럽게 회복됩니다.

산후조리원 중 찜질방이나 족욕 시설을 운영하거나 뜸, 좌훈 등 한방서비스를 하는 곳이 있는데, 이런 서비스가 산모에게 정말 도움이 되나요?

찜질, 핫팩, 뜸, 좌훈, 좌욕, 족욕, 마사지, 한약 등을 쓰는 궁극적인 목적은 하복부를 중심으로 전신의 혈액순환을 원활하게 하여 자궁의 수축과 회복을 돕는 데 있습니다. 그리고 이 모든 방법들보다 우선하는 것은 무엇보다 산모의 몸과 마음을 편안하고 즐겁게 하는 것입니다.

산모가 피로할 정도로 땀을 내는 찜질, 피부가 벌겋게 화끈거리는 핫팩, 화상의 우려가 있는 뜸, 몸살이 날 정도의 과한 마사지, 소화가 잘 되지 않는 보양식은 모두 적절한 정도를 벗어난 것입니다. 특히 자연분만을 한 산모는 회음부 절개면의 상처가 아물기 전까지 좌훈이나 좌욕을 서둘지 마세요. 또 족욕을 할 때는 물이 식기 전에 발을 빼고 잘 건조시키세요. 복대를 힘껏 조인다고 해서 자궁이 줄어드는 것은 아닙니다. 복대의 용도는 상대적으로 늘어진 복부를 회복시키기보다는 체중을 분산시켜 허리의 부담을 덜어주는 데 있습니다.

| 제왕절개 산모의 산후조리법은 어떻게 다른가요? 일상생활에서 특별히 더 조심해야 점이 있을까요? | 수술 부위가 회복하는 데는 개인차가 있기 때문에 제왕절개 산모가 자연분만 산모보다 오히려 빨리 회복되는 경우도 많습니다. 그러나 수술 부위가 있는 한 일반 외과수술 환자처럼 감염을 조심하며 위생관리에 신경을 써야 합니다. 산후 6주까지는 케겔운동과 걷기 정도를 하면서, 담백한 음식을 정시에 정량으로 먹는 것이 가장 중요합니다. 너무 누워 지내지 않도록 하고, 장시간 말을 하는 것도 좋지 않습니다. 마냥 누워서 전화통화를 하며 시간을 보내면 회복 속도가 그만큼 늦어집니다. |

| 미역국은 정말 젖을 잘 돌게 하나요? 영양과 별개로 젖을 잘 나오게 하는 것은 아니라는(양방 쪽) 주장도 있는데요. | 가슴은 한의학에서 위(胃)경락이 주관한다고 보는데, 소화흡수가 활발할 때 해당 경락의 소통이 원활해집니다. 산모의 소화기 위장관은 건조하고 무력한 경우가 많습니다. 미역국은 부드러우면서 소화가 잘되는 음식이므로 위장 상태를 좋게 하고 가슴의 유선도 원활하게 합니다. 그렇다고 사골곰탕에 미역을 넣고 보름 넘게 먹는 것을 추천하지는 않습니다. 미역은 고른 영양을 잘 섭취할 수 있는 음식이지, 약은 아니니까요. |

예부터 출산 후 산모에게 호박죽, 가물치, 잉어, 돼지족 등 보양식을 권하는데요, 보양식을 먹는 것이 정말 좋은가요? 먹어야 한다면 어떤 음식을 어떻게 먹는 것이 좋을까요?

이 시기에는 첫째도 소화, 둘째도 소화, 무조건 소화가 중요합니다. 왜 보양식이 나왔을까 생각해봅시다. 일상적인 음식만으로는 영양성분이 부족하기 때문일까요, 아니면 소화흡수가 힘들어서일까요? 간식이라고 볼 수 없는 간식을 하루에도 몇 번씩 챙겨 먹는 산모가 있는가 하면, 끼니조차도 제때 챙겨 먹지 못하는 산모들도 있습니다. 소화력이 좋고 영양이 과잉인 산모는 보양식이 필요 없습니다.

호박은 이뇨작용이 두드러지는 식품입니다. 죽으로 몇 번 먹는 것은 아무런 상관이 없습니다. 옥수수수염은 옥촉수(玉蜀鬚)라 하여 약으로 쓸 만큼 강력한 이뇨작용이 특징입니다. 따라서 산모가 물처럼 수시로 마시는 것은 바람직하지 않습니다. 가물치, 잉어, 붕어는 수유하느라 식사가 부실한 분들에게 무난합니다. 개소주, 흑염소는 모유 수유 중인 산모에게는 추천하지 않습니다. 자극적이고 매운 음식을 주의시키는 이유와 같습니다. 돼지족은 맛도 있고 유즙 분비를 촉진한다고 합니다. 다만 일반적으로 체해서 병원을 찾는 산모에게 가장 먼저 먹었는지 확인하는 음식이기도 하니 주의가 필요합니다. 종류와 효과를 따지기보다는, 소화가 잘되고 자신에게 부족한 영양 섭취를 도와주는 음식이 가장 좋은 보양식입니다.

baby♡

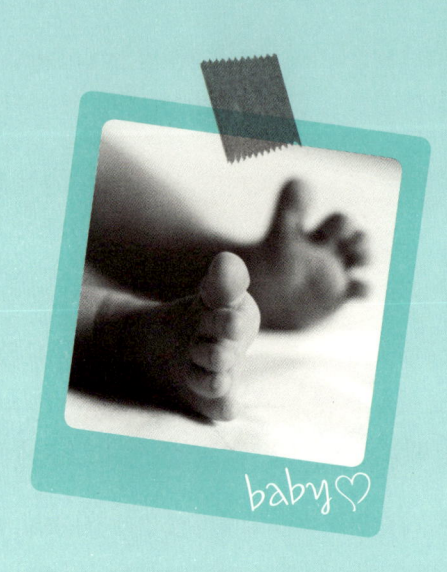

Part 4

여자의 일생을 좌우하는
산후 100일 건강수칙

아기가 태어난 지 100일이 되면 어른들은 아기의 건강을 축복하는 의미에서 100일 잔치를 한다. 그러나 이 100일이라는 기간에는 아이뿐 아니라 산모에게 더욱 많은 의미가 포함되어 있다.
조선 세종 때는 노비가 아이를 낳아도 100일 동안 휴가를 주었고 산모를 도우라는 뜻에서 남편에게까지 30일의 휴가를 주었다.
출산을 겪은 여성이 몸을 추스르고 엄마 역할을 할 수 있을 때까지는 가족의 도움과 배려가 있는 100일의 시간이 꼭 필요함을 의미하는 것은 아닐까.

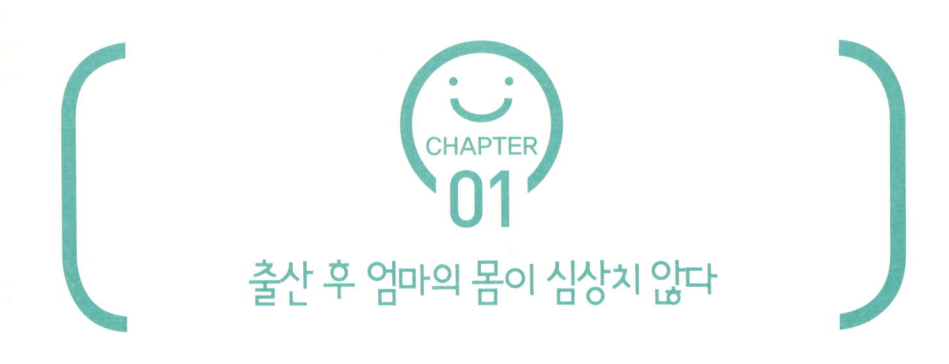

CHAPTER 01
출산 후 엄마의 몸이 심상치 않다

　출산 후 아이를 돌보면서 몸을 추스르는 일은 생각보다 만만치 않다. 건강했던 산모라도 아기를 들고 안고 젖 먹이고 씻기고 달래다 보면 어깨도 결리고 손목이나 무릎에 전에 없던 통증이 생기게 된다. 아기가 어린 영아기에는 특히 만성적인 수면부족으로 피로감도 누적된다. 꼬집어서 어디가 아프다고 분명히 말할 수는 없어도 일상적으로 느껴지는 몸의 불편함이나 스트레스, 우울감 등은 산후조리 기간 많은 엄마들이 겪는 어려움이다. 특히 아이를 돌보는 초보 산모들은 제각각 경중은 다르더라도 누구나 비슷한 어려움을 토로한다.
　출산 후 3개월은 여성의 평생 건강을 좌우할 수 있는 중요한 시기다. 아이를 낳고 건강이 나빠졌다는 여성들이 많은 까닭도 산후조리 기간에 육아와 일상에 쫓기듯 살다 보니 건강을 챙기지 못해 피로가 누적되고 근육이나 관절에 무리가 간 것이 주된 원인이다. 출산 후 건강 관리를 제대로 하지 못해 산후풍과 같은 산후 후유증으로 고생하는 사례도 많다.

여성의 몸은 임신하고 아이를 낳는 과정에서 폭풍 같은 변화를 겪으며 다시 만들어진다고 해도 과언이 아니다. 따라서 출산 이후 산후조리 기간을 어떻게 보내느냐에 따라 이후 건강의 초석을 다시 세울 수도 있다.

산모들을 괴롭히는 증상들

그렇다면 산모들이 택하는 산후조리 방법과 건강상태에는 어떤 연관성이 있을까? 전통 산후조리 수칙들을 따른 산모들이 더 건강할까, 아니면 생활환경이 변화한 만큼 서구식의 산후조리 문화가 더 효과적일까? 제작진은 산후조리 방법과 건강상태의 연관성을 알아보기 위해 전국 56명의 산모를 대상으로 설문조사를 실시했다.

먼저 출산 3개월 후 건강상태를 확인해보았다. 그 결과 상당수의 산모들이 다양한 통증을 호소했다. '관절 마디마디가 아프다'는 관절 통증이 44.7%로 가장 많았고, '쉽게 땀이 나고 후끈 달아오른다'는 열감이 42.8%, 팔다리가 쑤시고 저린다고 답한 산모의 비율도 39.3%에 달했다. 그 밖에 '말로 표현하기 힘든 불편한 느낌이 있다'(25%), '몸이 무겁고 몸살에 걸린 것 같다'(23.2%), '찬 기운에 시리다'(23.2%) 등의 응답도 뒤를 이었다.

그렇다면 이들의 건강상태에 가장 큰 영향을 미친 산후조리 수칙은 무엇이었을까? 전통적으로 내려온 산후조리 수칙들을 잘 지킨 산모들은 주로 어떤 증상을 호소하며 그 정도는 어떠할까? 각 수칙들의 수행 정도와 증상은 어떤 연관관계가 있을까?

이번에는 산모들에게 출산 3개월 후의 건강에 영향을 준 요소를 물어보았다. 답변을 종합해보면 걷거나 가벼운 운동을 하고, 스트레스를 받지 않고 충분한 휴식을 취한 것이 회복하는 데 가장 큰 도움을 준 것으로 나타났다. 무리한 일을 하지 않고 몸을 따뜻하게 유지한 것 또한 회복에 중요한 영향을 미쳤다.

출산 3개월 후 산모의 건강에 영향을 준 수칙

1. 걷거나 가벼운 운동을 하였다.
2. 충분한 휴식을 취하며 편안한 마음을 유지했다.
3. 무리한 일을 하지 않았다.
4. 몸을 따뜻하게 하였다.

이 설문에 응답한 산모들의 평균 나이는 31.8세로, 30대가 75%, 20대가 25%를 차지했다. 평균 산후조리 기간은 한 달이 조금 넘는 기간인 36.1일로

나타났으며, 출산 후 약 평균 5.7일이 지난 뒤에 처음 샤워를 했고, 평균 4.9일 후에 머리를 감기 시작했다고 응답했다.

앞에서 살펴본 바와 같이 우리의 전통 산후조리 방법 중에는 오해가 있거나 재해석이 필요한 부분이 있다. 무조건 움직이지 말고 누워서 생활하라거나 과도하게 땀을 흘리게 하는 점, 오랫동안 씻으면 안 된다는 금기 등은 생활환경의 변화에 따라 현대 의학의 관점에서 과감하게 수정되어야 할 부분이다.

그러나 미역국으로 칼슘을 섭취하고 몸을 따뜻하게 함으로써 면역력을 높이는 등 과학적인 근거가 있는 전통들도 분명 있었다. 특히 산후 일정 기간 동안 무리하지 않도록 주변에서 가사나 육아를 돕도록 한 것은 산모를 배려한 의미 있는 전통 중 하나이다.

여성의 평생 건강을 좌우한다는 출산과 산후조리. 이제 출산 후 100일을 어떻게 보내야 몸을 잘 회복하고 산후풍 없이 건강하게 생활할 수 있는지 그 구체적인 내용을 살펴보자.

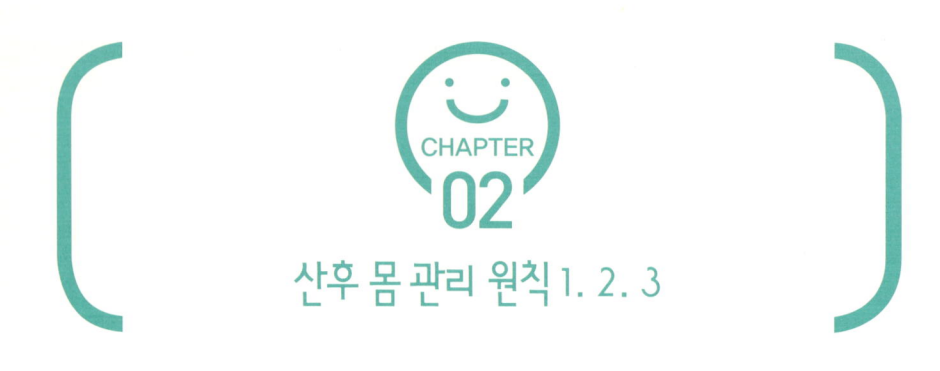

CHAPTER 02
산후 몸 관리 원칙 1. 2. 3

 아기를 만난 기쁨과 감격으로 흥분한 산모는 이내 피곤함이 몰려옴을 느낀다. 오랜 시간 진통과 극심한 긴장감 속에서 출산을 하면서 많은 에너지를 소모한 탓이다. 심신이 지쳐 있는 산모에게는 충분한 수면과 휴식, 그리고 정서적 안정이 절실하다.
 전통적으로 산모는 삼칠일 동안 집안일을 일절 하지 않고 누워 지내는 것이 장려되어왔다. 그러다 보니 산후조리 기간에는 무조건 누워 지내야 좋다고 오해하는 산모들이 꽤 있다. 이들은 육아나 가사를 친정어머니나 도우미에게 맡기고, 아기를 보살피거나 모유를 수유하는 등의 최소한의 일 외에는 하지 않는 것을 당연하게 여긴다. 그러나 '산모는 움직이지 말고 쉬어야 한다'는 수칙을 곧이곧대로 받아들여 산후조리 기간을 내내 누워만 있다가는 낭패를 볼 수 있다. 말 그대로 애 낳고 누워만 있다가는 퍼지기 십상이다.

첫째, 가벼운 운동으로 활력을 가져라

산후조리 기간 내내 누워 지낼 경우 오히려 몸의 회복은 더디게 된다. 몸에서 빠져나가야 할 오로와 같은 분비물도 원활하게 배출되지 못할 뿐 아니라 임신과 출산으로 인해 늘어진 자궁과 근육의 정상적인 수축도 늦어질 수 있다. 또한 오랫동안 누워 있다 보면 근육량도 적어지고 근력도 약해진다. 뼈 속에서 칼슘이 빠져나가 골다공증을 유발할 수도 있다. 이렇게 전반적으로 체력이 약화되면 면역력 약화로도 이어질 수 있으므로 산후 건강과 몸 회복을 위해서는 조금씩 움직여야 한다. 특히 출산으로 인해 늘어진 근육과 관절을 회복하기 위해서는 걷기나 가벼운 운동이 필수적이다.

물론 출산 후에는 무리하지 말고 충분한 휴식을 취하는 것이 가장 중요하다. 출산으로 인해 산모의 관절과 근육은 약해질 대로 약해진 상태다. 자칫 무리하게 움직일 경우 인대가 늘어나거나 관절 통증을 유발할 수 있다. 특히 분만으로 인한 탈진과 회음부 상처와 같은 통증을 고려하여 초기에는 절대 안정을 취하는 것이 좋다. 그러나 꼼짝없이 누워 안정을 취하는 기간은 출산 당일이나 다음 날 정도면 충분하다. 일상으로의 복귀를 기준으로 산후 6~8주에 걸쳐 서서히 적응해 나가는 기간을 산후조리 기간으로 보는 것이지, 6~8주 동안 꼼짝 없이 누워만 있어야 한다는 것은 아니다. 산후 사흘이 지나도록 몸을 추스르지 못한다면 이는 정상적인 산모라기보다는 몸이 아픈 환자라고 보아야 한다. 따라서 최소한의 기간이 지난 뒤에는 가볍게 운동을 해야만 몸의 회복을 돕고 비만을 예방하는 데 유리하며 체력을 키우는 데에도 좋다.

단, 출산 직후 몸이 가벼워졌다고 해서 함부로 움직이거나 무리한 일을 해서는 안 된다. 손목이나 어깨, 허리, 무릎, 치골 등 관절에 통증이 있거나, 피곤하고 힘이 들 때는 무조건 쉬는 것이 좋다. 그리고 며칠 지나 다시 움직여 보았을 때 통증이 없는 정도가 되면 서서히 강도를 늘려간다.

출산 후 산모가 맞닥뜨리는 환경은 출산 전과는 판이하게 다르다. 아기는 밤낮 없이 울어댄다. 배가 고픈지, 기저귀가 젖었는지, 졸려서인지, 혹시나 아픈 데는 없는지 아기의 부름에 답하는 것만으로도 하루 24시간이 빠듯하다. 2~3시간마다 젖을 먹이고 트림을 시키고 수시로 기저귀를 갈아야 한다. 아기가 밤낮이 바뀌기라도 하면 잠잘 시간, 화장실 갈 시간도 없다는 푸념이 절로 나온다. 아기를 돌보면서 내 몸을 돌본다는 것이 말처럼 쉽지는 않다.

그렇기 때문에 산모에게는 기본적인 체력이 중요하다. 아기를 안고 젖을 먹이고 입히고 씻기는 일에는 상당한 힘이 들어간다. 근력과 지구력, 유연성이 어느 정도 뒷받침되어야 한다. 더구나 산모는 스스로의 회복에도 신경 쓰면서 아기를 보살펴야 한다. 나 자신과 아기 사이에서 균형을 잡기가 결코 쉽지 않다.

따라서 출산 직후 거들어주는 사람이 있을 때부터 육아와 집안일을 조금씩 준비해야 한다. 무조건 누워서 쉬는 휴식 시간은 점차 줄이고 가벼운 걷기 운동부터 시작하여 무리가 되지 않는 선에서 집안일들을 하나둘씩 시작해본다.

산모 본인의 몸 상태에 따라 휴식과 가벼운 운동, 간단한 집안일 사이에서 균형감을 갖는 것이 중요한데, 이때 물론 적당한 휴식은 체력을 보강하는 데 반드시 필요하다. 몸이 힘들고 지칠 때는 언제라도 남편을 비롯한 가족들, 도우미에게 도움을 청한다. 산후조리 기간은 물론이고, 아기가 어린 영·유아기에는 주변의 도움을 받아서라도 필요한 수면이나 휴식 시간을 확보하여 체력을 비축해야 한다.

아기를 돌보는 데는 힘이 많이 든다. 엄마가 되는 준비를 하는 임신 기간부터 꾸준히 운동을 한다면 산후조리 기간과 이후 육아 활동에 있어 체력적인 부담을 덜 수 있다.

best 산후조리

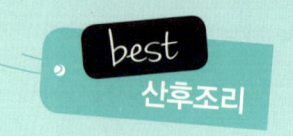

본격적인 산후 운동, 언제 시작할까

산후 운동은 산모의 회복을 돕고 비만을 예방하는 효과가 있다. 특히 비틀어진 골반을 교정하고 어깨 결림 등 가벼운 근육통을 완화하거나 근력을 강화하는 데 운동이 가장 효과적이다.

우선 산후 2주 동안은 제자리 걷기나 가벼운 스트레칭 정도가 좋다. 산욕기에는 몸 상태가 원래대로 돌아올 수 있도록 휴식을 취하는 것이 가장 중요하기 때문에 체력적인 소모가 많거나 배나 허리에 무리하게 힘이 들어가는 운동은 삼가야 한다. 앉아서 가볍게 손을 쭉 뻗는 정도의 스트레칭 정도가 무난하다.

느슨해진 뼈마디가 어느 정도 제자리를 찾아가는 산후 3~4주에는 간단한 근육강화 운동이 가능하다. 그리고 산후 5~6주가 지나면 강도가 약한 복부 운동을 시작해도 좋다. 출산 3개월 후부터는 본격적인 유산소 운동도 할 수 있다. 이때는 몸이 회복되는 시기이므로 출산 후 불어난 체중을 줄이기 위한 다이어트에도 신경을 써야 한다. 다만 몸에 무리가 많이 가지 않는 빨리 걷기, 조깅 정도의 유산소 운동을 권한다. 특별히 관절에 통증이 생겼거나 산후풍이 발병한 경우를 제외하고는 일상적인 운동들도 시작할 수 있다.

둘째, 춥지도 덥지도 않게 보온에 힘써라

우리에게 익숙한 산후조리 풍경을 떠올려 보자. 두툼한 양말에 내복, 그 위에 옷을 몇 겹씩 껴입는 것은 기본이고, 두꺼운 솜이불을 덮어쓰고 땀을 뻘뻘 내기도 한다. 목욕은 계절을 가리지 않고 주요한 금기 사항. 이와 잇몸이 상할까 봐 산후조리 기간에는 이도 닦지 못하게 했다. 이 모두가 찬물이나 찬바람 등 찬 기운으로부터 산모의 몸을 보호하기 위한 것이었다.

그러나 우리가 앞서 살펴보았듯 이는 지나친 오해에서 비롯된 것들이다. 특히 과거와 현격히 달라진 생활환경에 맞추어 계절이나 실내 온도, 청결이 요구되는 정도에 따라 산후조리 수칙들이 개선되어야 할 여지가 많아졌다.

물론 산후조리 기간에는 몸을 따뜻하게 하는 것이 중요하다. 몸을 따뜻하게 유지하면 몸의 신진대사를 도와 노폐물이 원활하게 배출되고 면역력을 높여 회복을 돕기 때문이다. 그러나 따뜻하게 하는 것이 좋다고 해서 지나치게 덥게 하거나 땀을 내는 것은 좋지 않다. 필요 이상으로 난방을 하여 실내를 덥게 하거나 내복을 입고 이불을 뒤집어쓰고 억지로 땀을 내면 오히려 어지럼증이나 탈수 증상 같은 역효과가 생길 수 있으니 주의해야 한다.

땀을 내는 것은 왜 위험한가

요즘에는 찜질방, 사우나 등을 찾아가 땀을 흘리며 산후조리를 하거나, 산후조리원 내부에 찜질방을 설치해 산모들에게 온찜질을 하게 하는 경우도 있는데, 산후조리 기간에는 지나친 찜질은 피하는 게 좋다. 출산 후 지나치게 덥게 생활하거나 찜질방, 좌욕, 반신욕 등으로 땀을 흘리다 갑자기 찬 기운을 맞으면 흔히 말하는 산후풍이 발병할 가능성이 높기 때문이다. 찜질방이나 사우나에서 무리하게 땀을 빼면 체액의 손실을 초래해 기력을 저하시킬 뿐만 아니라 갑자기 식은땀이 나고 한기가 들게 된다. 이때 조심하지 않으면 감기에 걸리거나 문제의 산후풍이 올 수 있다.

출산 후에는 땀이 약간 나올 정도로만 실내 온도를 따뜻하게 유지하는 것이 좋다. 땀은 몸을 따뜻하게 한 상태에서 부수적으로 흐르는 것이지, 거꾸로 땀을 내는 것이 목적이 되어서는 안 된다. 혈액순환을 돕고 회복을 촉진하기 위해서는 땀이 나도 지치는 느낌이 없고 쾌적한 기분을 느끼는 정도여야 적절하다. 옷을 지나치게 많이 껴입는 것도 피부 저항력을 떨어뜨려 좋지 않다.

보온이 중요하다고 해서 반드시 내복을 입어야 할 필요는 없다. 하지만 산모가 찬바람을 직접 쏘이면 좋지 않으므로 여름이라도 얇은 면 소재의 긴소매 옷을 입는 것이 좋다. 만약 짧은 소매 옷을 입을 경우에는 에어컨이나 선풍기 바람 등 찬 기운이 직접 닿지 않도록 주의해야 한다.

옷은 편하고 통풍이 잘되는 면 소재가 좋다. 다만 단추나 지퍼, 장식 등이 달린 옷은 누워 있을 때 배기기 쉽고 연약한 아기 피부에 자극이 될 수 있으므로 피하는 것이 좋다.

산모의 위생에서 가장 중요한 부분은 바로 속옷이다. 땀과 분비물이 잘 흡수되도록 속옷을 자주 갈아입는 것이 좋다. 땀이나 분비물이 많을 경우 하루에 6~7번 이상 갈아입는 것을 권하기도 한다.

여름이라도 찬물 샤워는 피하라

전통적인 산후조리에서는 출산 후 삼칠일 동안 몸을 씻는 것을 금하는 대신, 해산 후 3일째 되는 날 아침에 쑥물을 끓여 적신 수건으로 몸을 닦아 청결을 유지했다. 그러나 요즘은 주거환경과 욕실 환경이 달라졌기 때문에 무리가 가지 않는 정도라면 산후 3~4일에서 일주일 사이에 가벼운 샤워를 해도 무방하다. 다만 성급하게 목욕했다가 세균에 감염되거나 감기에 걸릴 수 있으니 몇 가지 주의를 요한다.

먼저 목욕을 하기 전에 미리 따뜻한 물을 틀어 욕실 안에 온기가 충분히 퍼진 뒤에 들어가는 것이 좋다. 샤워를 한 다음에는 물기를 꼼꼼히 닦아내고 드라이어를 이용해 머리를 완전히 말린 뒤 반드시 옷을 챙겨 입은 상태에서 욕실 밖으로 나온다. 몸이 젖은 채로 나올 경우 수분이 증발하면서 한기가 들고 자칫 감기에 걸리기 쉽기 때문이다. 미리 거실이나 방의 창문을 닫아 욕실과 온도차가 급격히 나지 않도록 하는 것이 좋다.

아무리 무더운 한여름이라도 찬물로 샤워를 해서는 안 된다. 머리를 감을 때에는 무릎과 허리에 부담이 가지 않도록 선 채로 감고, 샤워는 5~10분 이내로 간단하게 끝내는 것이 좋다.

만약 샤워를 할 수 없는 상황이라면 따뜻한 물에 수건을 적셔 온몸을 잘 닦는 것이 청결을 유지하는 데 도움이 된다. 산모는 땀을 많이 흘리는데 땀 속에는 각종 노폐물이 들어 있기 때문에 씻지 않고 방치할 경우 피부 상태도 나빠지고 위생상 좋지 않다.

통목욕은 최소한 산후 6주, 즉 산욕기가 지난 후에 한다. 그러나 이 시기가 되도록 오로가 그치지 않는다면 가급적 통목욕은 미루는 것이 좋다. 출산 후 100일까지는 가급적 뜨거운 목욕이나 장시간 목욕은 삼가는 것이 안전하다.

best 산후조리

계절별 산후조리법

• **여름에 피해야 할 냉기**

가만히 있어도 땀이 줄줄 흐르는 여름철은 산모들에게 고역이 아닐 수 없다. 특히 요즘처럼 에어컨을 일상적으로 사용하는 여름철에 산후조리의 최대의 적은 바람. 덥다고 함부로 바람을 쐬거나 찬 음료수를 들이켜다 보면 여름에 출산한 산모들이 오히려 산후풍을 빈번하게 호소하곤 한다. 찬물을 마신다고 해서 반드시 어혈을 형성하는 것은 아니지만 혈액순환에 민감한 위장에 피로를 유발하기 쉽다. 위장의 피로는 단순한 소화불량이나 식욕 부진으로 끝나지 않고 복부 전반에 긴장을 초래하는데 이로 인해 복부와 반대편에 있는 허리, 그리고 목 부위의 피로가 가중된다. 따라서 산모의 어깨와 허리가 아픈 까닭은 단순히 아이를 안고 오래 앉아 있었기 때문만이 아니라 찬 음식을 많이 먹는 데에서도 기인한다.

특히 여름철에는 실내에서 에어컨 등 냉방기기를 사용하기 때문에 안팎의 기온차가 크다. 산후 회복이 덜 된 상태에서 급격한 기온차에 노출되면 곧바로 산후풍으로 연결될 수 있다.

기본적으로 에어컨, 선풍기 등의 인공적인 바람은 피해야 한다. 그러나 도저히 더위를 참기 어려울 때는 다른 방에다 에어컨을 틀어 산모가 있는 방의 온도를 간접적으로 내리거나, 벽 쪽으로 선풍기를 향하게 하여 간접 바람을 쐬는 정도는 큰 무리가 되지 않는다.

실내와 실외의 기온차는 5도 이상 나지 않도록 유지해야 한다. 여름철 산모에게는 실내 온도 24~27도, 습도는 40~60%로 약간 보송보송한 느낌이 드는 쾌적한 환경이 바람직하다. 그러나 바깥기온이 30도가 넘어 실내 온도와 너무 차이가 나면 춥게 느껴지고 냉방병이 올 수 있으므로 실내 온도를 약간 높여 조절해야 한다.

얇은 옷을 입되 긴소매를 착용하여 찬 기운이 직접 피부에 닿지 않도록 하고, 땀이 나면 마른 수건으로 잘 닦아주어야 찬바람이 들어오는 것을 예방할 수 있다.

아무리 더운 여름이라도 몸을 따뜻하게 유지해야 하는 만큼 찬물, 찬 음료, 찬 음식을 피해야 한다. 시원한 과일 또한 냉한 성질 때문에 어혈을 정체시키는 원인이 될 수 있으니 과하게 섭취하면 좋지 않다. 아무리 덥다고 해도 찬물로 샤워하는 것은 금물. 목욕은 따뜻한 물로 간단하게 하는 것이 좋다.

- **여름철 산후조리 수칙**

1. 선풍기나 에어컨 바람을 직접 쐬지 않는다.
2. 땀을 지나치게 흘리지 않는다. 적정한 온습도로 쾌적한 환경을 유지한다.
3. 정기적으로 외음부를 소독하고 좌욕을 한다.
4. 차가운 음료와 과일은 되도록 먹지 않는다.

- **겨울에는 난방과 습도를 조절한다**

겨울철에는 산모의 보온이 최우선이다. 실내 온도를 일정하게 유지하는 것은 물론이고, 실내공기가 건조하지 않도록 적정 습도를 유지해야 한다. 겨울에는 난방을 많이 할수록 습도가 낮아지기 때문에 감기에 걸리기 쉽다.

실내 온도는 23~24도를 유지하고, 가습기를 이용하거나 젖은 빨래를 널어 실내습도가 50~60% 이상을 유지하도록 한다. 가습기는 세균 번식을 막기 위해 매일 깨끗하게 청소해야 한다.

찬바람은 관절염이나 산후풍의 주요 원인이 되므로 보온을 위해 긴소매 옷을 입고 양말을 신어서 체온을 일정하게 유지한다. 이때 두꺼운 옷을 한 벌 입는 것보다 얇은 옷을 여러 겹 겹쳐 입는 것이 효과적이다.

겨울철에는 특히 욕실의 온도에 주의한다. 추운 욕실에서 샤워를 하다가 감기에 걸릴 수 있기 때문이다. 미리 따뜻한 물을 받아 욕실 온도를 충분히 높인 상태에서 목욕을 하면 좋다. 답답하다고 함부로 외출하기보다는 실내에서 가볍게 스트레칭을 하며 기분전환을 한다.

- **겨울철 산후조리 수칙**

1. 적당한 온도와 습도를 유지한다.
2. 긴소매 옷과 양말을 착용한다.
3. 추운 욕실이나 외풍 등 집안의 냉기에 주의한다.
4. 외출은 삼가고 실내에서 가볍게 몸을 움직여준다.

셋째, 무리하지 않고 일상으로 돌아가기

출산 후 가벼운 운동은 산모의 몸 회복을 돕고 정신적으로도 활력을 준다. 그렇다고 무리한 활동을 해도 좋다는 뜻은 결코 아니다. 이 시기에 산모의 심신은 매우 지쳐 있는 상태이므로 무엇보다 충분히 쉬는 것이 중요하다. 임신과 출산으로 큰 변화를 겪은 몸이 임신 전 상태로 돌아오는 데에는 적지 않은 시간이 걸린다.

그렇다면 산모는 언제부터 예전과 같은 본격적인 일상생활을 할 수 있을까? 전업주부라면 언젠가는 혼자서 아이를 돌보면서 빨래며 청소, 식구들의 식사 준비 등 집안일을 도맡아야 할 때가 온다. 직장에 다니는 엄마라면 아이를 맡기고 직장에 복귀할 것도 염두에 두어야 한다. 물론 일상은 이미 과거와는 달라져 있다. '아이 키우기'라는 과업이 주어졌기 때문이다.

따라서 산후조리 기간 동안 몸에 무리가 가지 않도록 잘 회복하면서 단계적으로는 육아와 일상생활을 원만하게 해 나갈 수 있는 나만의 방법을 터득하는 지혜가 필요하다.

집안일은 3주 후부터

임신과 출산 과정에서 이완된 관절과 근육이 임신 전 상태로 돌아오는 회복 기간은 사람에 따라 다른데, 길게는 100일까지 걸린다. 이 기간에는 특히 움직임에 주의해야 한다. 출산 후에는 태반 호르몬이 급격히 줄어들면서 관절 보호 효과가 떨어지므로 평소 같으면 별 무리가 없던 일상적인 자극에도 큰 충격을 받거나 다칠 수 있다. 많은 아기 엄마들이 산후에 육아와 집안일을 무리하게 하다가 인대가 늘어나거나 관절이 시큰거리는 증상을 경험하는 것이 이 때문이다. 그러므로 산모는 회복 기간에 무거운 물건을 들거나 장시간 같은 동작을 반복하며 일하는 것을 피해야 한다.

서구와 다른 우리의 좌식 주거문화 또한 산모의 관절에 무리가 될 수 있다. 방바닥에 누워 있다가 일어나는 동작은 무릎과 허리에 상당한 부담으로 작용하는데, 특히 누워 있는 아기를 들어 올릴 때 무릎, 골반 치골, 허리 등에 힘이 들어가면서 그 부위의 인대나 힘줄이 늘어나기 쉽다.

모유 수유를 하는 동작에도 산모의 관절에 무리를 주는 요인들이 많다. 젖을 먹이려고 아기를 받치고 밀착시키는 과정에서 손목 인대에 무리가 가기 쉽다. 젖이 불거나 유축을 할 때 손으로 젖을 짜다가 손가락 관절에 탈이 나기도 한다. 수유를 하다 보면 젖의 무게와 잘못된 자세 때문에 등과 어깨 근육에 잔뜩 힘이 들어가면서 근육통으로 이어지기도 한다.

집안일은 보통 산후 3주가 경과한 뒤에 시작하기를 권한다. 그러나 무리하지 않는 선에서 조금씩 움직여줄수록 몸의 회복을 돕고 육아와 집안일에도 쉽게 적응할 수 있다.

보통 출산 후 1주일쯤 지나면 간단하게 밥상을 차리거나, 도움을 받아 아기 목욕을 시켜볼 수 있다. 그러나 청소나 빨래 등의 힘든 일은 가급적 피해야 한다. 이 기간은 적응기 정도로 생각하고 주변 사람들에게 적극적으로 도움을 받는 것이 좋다.

회복이 순조롭다면 산후 3주 전후로 가벼운 집안일과 설거지, 세탁기를 이용한 빨래와 청소기를 사용하는 청소 정도는 해도 좋다. 대신 틈틈이 낮잠을 자면서 기본 체력을 비축하고 가벼운 스트레칭으로 몸에 활력을 준다.

5~7주부터는 서서히 임신 전 일상으로 돌아갈 준비를 할 수 있다. 출산 후 한 달이 경과한 상태이므로 관절 기능도 상당히 회복된 상태다. 그러나 아직까지는 골반 근육이 이완되어 있기 때문에 무거운 것을 들어 올리거나 내릴 때 주의해야 한다. 엎드려 하는 걸레질이나 쪼그려 앉아 하는 손빨래는 허리와 골반, 무릎 등에 무리를 줄 수 있다. 특히 빨래를 짤 때 손목에 무리가 갈 수 있으므로 조심한다.

출산 8주 이후에는 산모 스스로 가사일이나 육아를 대부분 할 수 있다. 그러나 지치고 힘들 때는 남편이나 주변 사람들의 도움을 요청한다. 일하는 여성의 경우 직장으로의 복귀도 서서히 준비해야 할 시기이다.

아기가 잘 때 같이 수면 취하기

출산 후 한 달이 지나 도움을 주던 이들이 떠나고 나면 갑자기 산모는 해야 할 일이 많아진다. 아기 젖 먹이고 기저귀 갈고, 울 때마다 달래고 놀아주고 목욕시키고…. 아기 돌보는 것만으로도 벅찬데 여기에 설거지, 청소, 빨래, 식사 준비 등 집안일도 산더미 같이 기다리고 있다. 아기가 밤에 보채기라도 하면 가뜩이나 부족한 잠은 더 못 자고 낮에는 낮대로 반복되는 집안일에 이내 지치게 된다. 이 시기 산모에게 가장 힘든 것은 무엇보다 수면부족이다. 피곤함이 누적되고 장기간 수면부족에 시달리면 몸의 회복은 그만큼 느려지고 산후우울증의 원인이 될 수 있다. 이런 증상이 심해지면 나중에는 아기를 제대로 돌보기가 어려워질 정도로 악화될 수 있다. 따라서 산모는 틈이 날 때마다 쉬고 수면을 취하는 것이 좋다.

> **산후 첫 외출**
>
> 산후 3주가 지나면 가벼운 외출이 가능하다. 보통 아이를 데리고 병원에 가거나 산부인과 정기검진에 가는 것이 자연스러운 첫 외출이 되기 쉽다. 이때 계절과 날씨를 고려하여 찬바람이 들지 않도록 보온에 신경을 쓴다. 산후 4주 정도가 지나면 집 근처 시장에서 간단한 장보기나 쇼핑 정도는 가능하지만, 아직 몸이 완전히 회복된 것은 아니므로 긴 시간 운전하거나 장거리 외출은 삼가는 것이 좋다. 또한 외출 시 산모가 외부의 바이러스나 세균을 묻히고 들어오거나 본인이 감염될 경우 면역력이 약한 아기에게 전염시킬 수 있으므로 외출 후에는 반드시 손과 얼굴을 깨끗이 씻도록 한다. 출산 후 3개월까지는 가능하면 외출을 많이 하지 않는 것이 좋다.

아기가 잠들 때는 일을 하지 말고 같이 휴식을 취해야 한다. 설거지나 빨랫감이 쌓여 있어도 잠시 미루고 쉰다. 아기를 돌보면서 집안일을 완벽하게 하기란 사실상 불가능하다. 우선순위를 두어 당장 해야 할 일과 나중에 해도 좋을 일, 내가 해야 할 일과 다른 사람이 도와주어도 될 일을 구분하는 것도 현명한 방법이다. 산모가 단 몇 시간만이라도 깊은 수면을 취할 수 있도록 남편이나 주위 사람들이 일을 거들어주는 배려가 필요하다.

특히 첫 출산의 경우 아기를 먹이고 재우고 씻기는 기본적인 육아조차도 힘에 부치고 어렵게 느껴질 수 있다. 이때 먼저 아이를 낳아 키우는 선배나 친구들과 네트워크를 만들어두면 아이를 돌보면서 당황하는 일이 있거나 조언이 필요할 때 도움을 받을 수 있다.

직장 복귀 준비하기

출산 휴가가 끝나고 직장에 복귀를 앞둔 엄마는 심란해진다. 무엇보다 아이를 떼어놓아야 하는 일이 마음에 걸린다. 아이는 누가 돌보아야 할지, 수유는 어떻게 할지 같은 현실적인 문제들도 미리 결정하고 차근차근 준비해야 한다.

직장 복귀는 산욕기가 지난 후에 가능하다. 보통 출산 휴가가 끝나는 산후 2~3개월쯤 하는 것이 일반적이다. 다만 복귀 시점을 결정하기 전에 산모와 아기의 건강상태부터 살펴보아야 한다. 출산 후유증이 있거나 체력 회복이 늦어질 경우 무리해서 직장에 복귀하는 것은 본인과 가족은 물론 회사에도 좋지 않다. 산후 1개월 뒤 산부인과 검진 때 산모와 아기의 건강상태를 의사와 상담하여 복귀 시기를 조정하는 것이 좋다.

산후조리를 충분히 하지 못하고 직장에 복귀하는 엄마들은 오랜 시간 컴퓨터 작업 등을 하다가 손목 인대가 상하는 경우가 많다. 손목 뼈의 인대가 늘어나는 것은 제왕절개 수술로 출산한 경우에도 마찬가지이므로 주의해야 한다.

직장 복귀를 염두에 둔 엄마들에게 현실적으로 다가오는 가장 큰 문제는 육아와 수유를 어떻게 할 것인가 하는 문제다. 이때 가까운 가족이 돌보아주거나 베이비시터를 고용할 경우 복직하기 전 일주일 정도를 함께 생활하면서 아이와 엄마, 돌봐주는 위탁모 모두가 적응하는 기간을 가지면 안정적이다. 이때 아이의 건강상태, 아이의 하루 일과, 특징 등을 꼼꼼하게 알려주어야 한다.

놀이방이나 어린이집 등 기관에 맡긴다면 집이나 직장에서 가까운 거리에 있는 곳을 선택하는 것이 좋다. 맡기기 전에 여러 차례 방문해 시설을 파악하고 아이로 하여금 선생님의 얼굴을 익혀두게 하면 엄마와 떨어져 적응하는 데 어려움이 덜하다. 특히 아이가 지내는 환경은 아이의 건강문제와도 직결되므로 채광이나 수유 환경, 위생상태, 아이를 돌보는 보육교사의 태도 등을 꼼꼼히 살피도록 한다.

엄마가 직장에 복귀하기에 앞서 아빠들이 어느 정도 육아에 참여할 것인지를 미리 상의하고 결정하는 것도 필요하다. 이를 위해서는 아빠도 실전 육아에 대해야 한다.

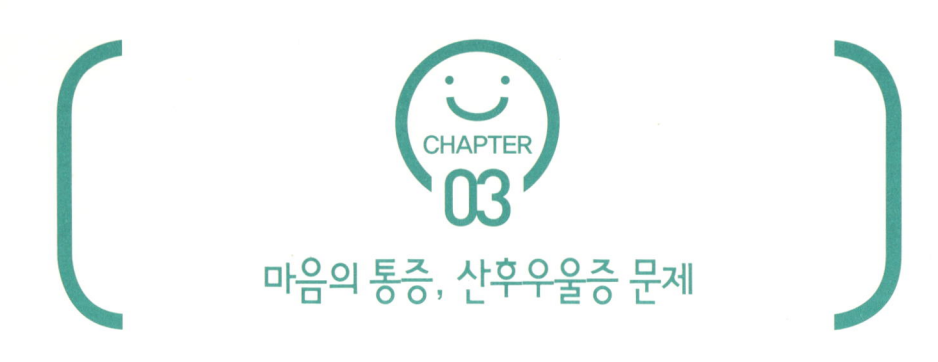

CHAPTER 03
마음의 통증, 산후우울증 문제

 산모의 몸에 크나큰 변화를 가져오는 출산은 마음에도 적지 않은 영향을 미친다. 새 생명의 탄생이 감격스럽고 감사하면서도, 온전히 내 손에 맡겨진 조그만 존재에 대한 책임감은 막중한 부담으로 다가온다. 특히 갓 태어난 아기를 24시간 돌보아야 하는 낯선 환경에 맞닥뜨리면 산모는 당황하기 쉽다. 엄마가 되는 과정이 누구에게나 자연스러운 것은 아니다. 출산 후 변화된 환경을 받아들이고 마음을 다독이며 적응해가는 것은 몸의 회복 못지않게 중요한 과제다.
 출산 전이라면 상상할 수 없을 만큼 달라진 환경 속에서 산모는 극심한 스트레스를 받는다. 아기는 하루 온종일 울어대는데다 밤낮이 바뀌기라도 하면 쉴 사이 없이 24시간 아기에게만 매달리게 된다. 몸은 몸대로 힘들고 스스로 아기를 잘 돌보고 있는 것인지 자신감도 없어진다.

스트레스는 사람을 예민하게 만든다. 찬바람과 같은 사소한 자극에 통증을 느끼거나 작은 일에도 쉽게 지치고 우울해진다. 게다가 몸 여기저기가 쑤시고 아픈데도 주변에서 알아주거나 배려해주지 않는다고 느끼면 우울한 감정도 심해진다. 답답하고 괴로울 때 남편이나 가까운 사람이 서운한 소리라도 한마디 하면 가슴에 응어리가 된다. 또 아이에게 무슨 문제라도 있으면 거기에 온통 신경이 쓰여 자신의 몸에는 소홀하게 된다.

스트레스는 산모의 마음을 병들게 한다

옛날 우리 어머니들이 겪었을 상황을 한번 떠올려보자. 주로 시집 식구들로 구성된 대가족 속에서 아기를 낳고서 어느 정도나 온전한 정서적 지지를 기대할 수 있었을까? 더구나 남아를 선호하는 분위기 속에서 딸을 낳았을 경우 받았을 부담감과 스트레스는 충분히 짐작하고도 남는다. 아이 낳고 찬바람을 맞은 탓에 몸 여기저기가 아팠다고는 하지만 이러한 정신적 스트레스가 더 건강을 위협하는 요인이었을지 모른다.

이렇듯 산후풍과 산후우울증 같은 산후 후유증은 출산 후 스트레스에서 비롯되는 경우가 많다. 특히 산후우울증은 산모의 몸과 마음의 건강뿐 아니라 아기에게까지 영향을 미칠 수 있으므로 방심했다가는 회복될 수 없는 지경으로까지 악화될 수 있다.

스트레스를 관리하고 줄이는 것은 산후 후유증을 예방하는 주요한 방법이다. 이때 주위 가족들의 도움이 절대적으로 중요하다. 남편을 비롯해 가족과 친구들이 산모의 상황을 이해하고 최대한 지지해줄 때 산모도 긴장을 풀고 마음의 여유를 가질 수 있다. 그러나 무엇보다도 산모 스스로가 긍정적인 마음으로 주어진 상황을 받아들이는 태도가 정신건강의 첫걸음이다. 그러기 위해서는 충분한 휴식을 취하면서 편안한 마음을 갖는 것이 가장 중요하다. 엄마가 느긋하고 긍정적인 마음을 가지면 아기에게도 정서적인 안정을 가져다준다. 엄마가 행복해야 아기도 건강하게 자란다는 사실을 잊지 말자.

산모들의 정서가 불안정해지는 까닭

출산 후 아기가 태어난 기쁨에 설레던 산모는 갑자기 어느 순간 엄마가 되었다는 걱정과 두려움 등 복합적인 감정으로 혼란을 느낀다. 슬픈 감정과 기쁜 감정이 급격히 교차하고 이유 없이 눈물이 나기도 한다. 바로 많은 산모들이 경험한다는 산후우울증이다.

출산 여성의 50%가 경험한다는 산후우울증은 보통 출산 3~5일 사이에 최고조에 달하다가 몸과 마음을 편히 쉬면 1~2주 후 자연스럽게 사라진다. 그러나 이들 중 20% 정도는 우울 증세를 떨쳐내지 못하고 심각한 수준으로 이어진다. 산후조리 기간에는 산모의 급격한 감정 변화에 대한 주변 사람들의 관심과 배려가 매우 중요하다.

산후에 산모들이 우울한 감정을 느끼는 이유를 연구한 결과, 많은 학자들이 출산 후 여성호르몬의 급격한 변화 때문이라고 보고 있다. 출산 직후 산모의 몸속에서 이루어지는 호르몬의 변화가 산모들의 정서를 불안정하게 하는 원인이라는 것이다.

출산 이후 겪는 여러 환경적인 변화도 산모를 우울하게 하는 요인이 된다. 분만 후에는 외출도 자유롭지 않고, 몸 이곳저곳이 불편하며 관절 마디마디에 통증이 생겨 산모를 힘들게 한다. 앞으로 아기를 어떻게 키워야 할까 하는 불안감과 부담감, 책임감도 산모에게 스트레스로 작용한다. 아이를 낳고 변해버린 몸매를 보며 한숨짓고, 출산 전과 같은 자유를 더 이상 누리지 못한다는 생각에 상실감도 크다.

특히 신생아를 돌보는 일은 24시간 대기상태에 있어야 한다. 수시로 젖을 물려야 하고 기저귀도 하루에 스무 장 이상씩 갈아야 한다. 아기를 씻기고 입히고 달래고 하다 보면 정작 자기 자신은 샤워를 할 시간도, 화장실을 갈 틈도 없다. 특히 초기에는 잠을 충분히 자지 못하기 때문에 수면 부족이 우울감을 부추긴다.

만일 아이가 미숙아로 태어났거나 선천적 이상이 있어 병원에 입원이라도 하게 되면 그 때문에 슬퍼하는 와중에 우울증이 올 수도 있다. 여기에 산후풍까지 발병하면 산후우울증은 산후풍 증상과 함께 여러 주 혹은 여러 달 동안 지속되고 점점 더 악화될 수도 있다. 산후우울증이 심해질 경우 산모는 이유 없이 불안과 공포를 느끼고, 불면증에 시달리거나 반대로 계속해서 잠만 자기도 한다. 우울증은 아이에 대한 지나친 관심 또는 무관심의 형태로 나타날 수도 있다.

심각한 것은 '산후 정신증'이다. 간간히 뉴스 보도를 통해 산모가 태어난 지 얼마 되지 않은 아기를 살해했다는 끔찍한 소식을 접하게 되는데, 이는 심한 우울증이 악화된 경우 나타나는 산후 정신증의 참혹한 결과이다. 산후 정신증의 발병 비율은 0.1~0.2% 정도로 낮은 수준이지만 자살이나 영아 살해 같은 극단적인 결과를 가져오기도 하므로 주변에서 심각성을 인식했다면 즉각 전문의를 찾아가 치료를 받을 수 있도록 조치해야 한다. 정신증 환자의 주요 특징은 환청이 들리거나 헛것이 보이는 증상을 호소하는 것이다. 과거 정신병 병력이 있다면 각별한 주의를 기울여야 하고, 출산 후 우울 증세가 심각하거나 증상이 6개월 이상 지속된다면 곧바로 전문의와 상담해야 한다.

산후우울증은 산모뿐 아니라 유아에게 심각한 영향을 미칠 수 있다. 아이는 우울증이 있는 부모와 애착 관계를 제대로 맺지 못하며, 성장하면서 정서 발달 과정에 장애를 겪을 가능성이 높다.

우울증에는 주변 사람들의 관심과 배려가 중요하다. 산모가 느낄 수 있는 상실감이나 부담감 등 감정상태를 이해하고 끊임없는 사랑과 관심을 표현하는 것이 매우 중요하다.

best 산후조리

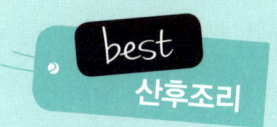

산후우울증에 대처하기

산후에 우울함을 느끼는 것은 출산 후 여성에게 나타나는 자연스러운 과정이다. 산모의 우울상태와 관련한 심각한 징후들은 매우 공감이 가고 개연성 높은 상황임에 분명하지만, 그렇다고 모든 산모가 겪는 것은 아니다. 특히 산후 정신증은 출혈과다처럼 출산 과정에서 나타날 수 있는 하나의 사례일 뿐이다. 산모는 출산 후 1주일, 2주일, 시간이 갈수록 하루가 다르게 좋아진다. 산후우울증은 운 나쁘게 걸리는 질병이 아니라 육체적·심리적으로 피로한 상태에서 홀로 고립된 듯한 외로움으로 인해 생겨나는 문제이므로 충분히 예방과 치료가 가능하다. 산후우울증 대처법에 대해 알아보자.

1. 아픈 몸을 우선적으로 치료한다.
출산 후 산후풍과 같은 신체적 질환이 있을 경우 우울증이 생길 수 있다. 아픈 증상에 대해 적극적인 자세로 진단과 치료를 받자. 우선 우선 회복되어야만 우울증 증상도 개선된다.

2. 충분한 휴식을 취한다.

몸이 피곤하고 힘들면 우울 증세가 악화될 수 있다. 혼자서 모든 일을 도맡으려고 하지 말고 힘들 때는 남편과 가족들에게 도움을 청한다. 행여 남편이 가사나 육아에 서툴러서 못 미덥게 보이더라도 믿고 맡겨야 한다. 산후조리 기간에는 다른 사람들에게 의지하고 도움을 받아도 된다는 사실을 기꺼이 받아들여야 한다.

3. 가까운 사람들과 대화한다.
남편이나 친정 식구 등 가까운 사람들과 허심탄회한 대화를 나누면 마음속의 응어리들이 해소될 수 있다. 출산 전부터 미리 마음을 나누고 어려울 때 도움을 청할 수 있는 사람들과 관계를 만들어두면 도움이 된다. 이웃, 직장 동료, 비슷한 시기에 출산을 한 산모들도 좋다. 산후조리원이나 병원에서 만난 산모들과 모임을 가지며 서로의 상황에 대해 이야기를 나누는 것도 산후우울증을 벗어나는 한 방법이다. 육아에 고민이 있을 때 상담할 수 있는 수유 전문가나 의료진도 미리 알아두면 도움을 받을 수 있다.

4. 남편의 도움과 지지가 필요하다.
이 시기에는 곁에 있는 남편의 역할이 가장 중요하다. 산모가 육아 및 가사에 대한 중압감과 달라진 일상생활에 제대로 적응하지 못할 경우, 우울해하는 아내의 모습에 당황하거나 외면하지 말고 어느 때보다 세심히 보살펴야 한다. 남편이 조금만 도와줘도 산모는 큰 힘을 얻는다.

5. 주변 사람들의 끊임없는 관심과 사랑이 필요하다.
주변 사람들은 항상 산모의 몸 상태를 관심 있게 지켜보고, 산모에게 마음의 상처가 될 수 있는 말이나 행동을 삼가야 한다. 평상시라면 대수롭지 않게 넘어갈 수 있는 사소한 말과 행동도 몸과 마음이 지친 산모는 예민하게 받아들일 수 있기 때문이다. 산모가 힘들어할 때 위로하고 좋은 엄마가 될 수 있다는 격려와 용기를 주는 것이 중요하다.

6. 심리적인 부담을 덜어낸다.
어머니가 된다는 부담감과 책임감이 지나치게 클 경우 상대적으로 자신이 무력하게 느껴질 수 있다. 이때는 남편이나 가족들과 이야기를 나누며 육아가 엄마 혼자만의 책임이 아님을 공유한다. 완전하고 강한 어머니상은 사회적으로 과도하게 부과된 측면이 없지 않다. 이러한 이미지에 지나치게 억눌릴 필요는 없다. 엄마가 긍정적인 생각을 갖고 느긋하게 지낼수록 아이는 편안하게 자란다.

7. 산모 스스로 노력과 의지를 가져야 한다.
경미한 우울감은 산후에 올 수 있는 일반적인 과정이므로 시간이 지나면 나아질 거라는 낙천적인 생각을 갖는다. 혼자만의 감정에 빠지지 말고 기분을 전환할 수 있는 스트레스 해소법을 찾는다. 주위 사람들과 자주 대화하고, 맛있는 음식을 먹거나, 하루 정도 아기를 맡기고 운동을 하고 친구들과 만나 영화를 보는 등 일상에서 잠시 놓여나 해방감을 느끼는 것도 필요하다.

8. 적당한 운동을 한다.
정기적으로 간단한 스트레칭을 하고, 몸이 어느 정도 회복되면 집 밖에 나가 가벼운 조깅 같은 유산소 운동을 하는 것이 좋다. 운동은 기분을 좋게 하고 활력을 준다.

산후우울증 자가진단

산후우울증의 대표적인 검사법인 EPDS(The Edinburgh Postnatal Depression Scale)로 산후우울증 자가진단을 해보자. 다음 10개의 문항으로 이루어졌다.

1. 재미있는 것을 보고 웃을 수 있다.

   항상 그렇다 (0)
   자주 그렇지 않다 (1)
   거의 아니다 (2)
   전혀 아니다 (3)

2. 주변 일에 대해 낙관적이다.

   항상 그렇다 (0)
   자주 그렇지 않다 (1)
   거의 아니다 (2)
   전혀 아니다 (3)

3. 무언가 잘못되었을 때, 필요 이상 자책한 적이 있다

   항상 그렇다 (3)
   자주 그렇지 않다 (2)
   거의 아니다 (1)
   전혀 아니다 (0)

4. 특별한 이유 없이 불안하고 걱정스러운 감정이 든다

   항상 그렇다 (3)
   자주 그렇지 않다 (2)
   거의 아니다 (1)
   전혀 아니다 (0)

5. 특별한 이유 없이 두렵거나 무서울 때가 있다

   항상 그렇다 (3)
   자주 그렇지 않다 (2)
   거의 아니다 (1)
   전혀 아니다 (0)

6. 일상적인 일들을 처리하는 것이 힘들다

   항상 그렇다 (3)
   자주 그렇지 않다 (2)
   거의 아니다 (1)

전혀 아니다 (0)

7. 불면증으로 잠을 잘 수가 없다
항상 그렇다 (3)
자주 그렇지 않다 (2)
거의 아니다 (1)
전혀 아니다 (0)

8. 슬프거나 비참한 기분이 들 때가 있다
항상 그렇다 (3)
자주 그렇지 않다 (2)
거의 아니다 (1)
전혀 아니다 (0)

9. 우울한 감정이 들어 울게 된다
항상 그렇다 (3)
자주 그렇지 않다 (2)

거의 아니다 (1)
전혀 아니다 (0)

10. 자해하고 싶은 생각이 든다
항상 그렇다 (3)
자주 그렇지 않다 (2)
거의 아니다 (1)
전혀 아니다 (0)

보기의 점수를 합산해 10점 이상인 경우 또는 10번 문항에서 3점 이상을 얻은 경우에는 우울증의 위험도가 높은 것으로 진단한다. 이 경우 전문의와 상담 등 도움이 필요하다.

—출처 : www.postpartum.net by John Cox and Jeni Holden

아빠에게도 산후우울증이 온다

여자들만의 전유물로 알려져왔던 산후우울증. 그러나 아기가 태어나고 나면 아빠들도 산후우울증을 겪는 사례가 적지 않다. 미국의 한 연구에 의하면 신생아가 있는 아빠의 62%가 산후우울증 초기 단계인 베이비블루스(babyblues)를 경험한다고 한다. 또 2~10%의 아빠는 좀 더 심각한 단계인 산후우울증을 호소하는 것으로 나타났다.

주목할 만한 것은 아빠의 산후우울증이 아이에게는 엄마의 우울증보다 더 부정적인 영향을 미친다는 사실이다. 미국 정신의학회(American Psychiatric Association)에서 발표한 연구 결과에 따르면, 아버지의 산후우울증은 어머니의 산후우울증보다 이후 아이들의 언어 발달에 부정적인 영향을 미친다고 한다.

또한 일반적으로 산후우울증을 겪는 여성들이 우울해하거나 무기력해지는 양상을 보이는 것과 달리 산후우울증을 겪는 남성들은 불안정하거나 공격적인 감정상태를 보인다. 술을 마시는 횟수가 늘어난다거나 별일 아닌 일로 화를 잘 내고 짜증이 는다. 집에 와서도 아기에게 관심을 가지기보다는 TV 앞에서 보내는 시간이 길어지고 걱정이 많아 쉽게 잠을 이루지도 못한다.

아빠들은 왜 산후우울증에 걸리는 것일까? 엄마의 산후우울증이 출산과 관련된 여성호르몬의 변화 때문이라면, 아빠의 산후우울증은 스트레스로 인하여 각성과 집중력의 신경전달 물질인 세로토닌(serotonin)이 감소하면서 생긴다고 알려져 있다. 《엄마가 모르는 아빠 효과》, 김영훈 지음, 베가북스 참고)

아기가 태어나면 아빠도 엄마와 마찬가지로 변화된 생활에 적응해야 하고 그로 인해 상당한 스트레스를 받는다. 아기의 탄생이 기쁘면서도 앞으로 아이와 가족을 부양해야 한다는 책임감이 어깨를 짓누른다. 임신 및 출산 과정에서 누적된 긴장감과 피로, 아기한테만 쏠리는 아내의 관심, 경제적 압박감 등 여러 요소가 합쳐져 어느 때보다 스트레스가 커지고 이것이 우울증으로 발전하게 된다. 사회적·경제적 자립기반이 마련되지 않은 시기에 아빠가 된 남성일수록 우울증에 더 많이 걸린다는 연구 보고도 있다.

특히 아내가 산후우울증을 겪을 경우에는 우울한 감정이 전염되면서 남편도 우울증에 걸릴 위험이 높아진다.

아빠가 된다는 것은 두렵고 혼란스러운 일이다. 그러나 아이와 친밀한 관계를 유지해 나간다면 인생에 가장 큰 보람을 느낄 만한 일이기도 하다. 이를 위해 부모의 역할을 적극적으로 배워 나갈 필요가 있다. 아내가 임신했을 때부터 앞으로 달라질 가족의 삶에 구체적인 관심을 가져야 한다. 아내의 산후조리 기간에 가장 가까이에서 도와주고, 아기 돌보는 일에 적극적으로 참여하면서 아빠 역할을 배우고자 하는 의지가 필요하다.

아빠의 산후우울증 극복법

- 엄마가 산후우울증이 있을 경우 아빠도 산후우울증을 겪을 확률이 커진다. 이 경우 원인이 되는 엄마의 우울증을 먼저 치료해야 아빠도 좋아진다.

- 매사에 짜증이 나거나 스트레스가 클 경우 가족과 떨어져 잠시 휴식을 취하고 마음을 가라앉히는 시간을 갖는다.

- 아내와 대화를 하는 시간을 자주 갖는다. 특히 부부 간에 육아에 대해 의견을 교환하다 보면 아이 키우는 기쁨도 나누고 역할도 분담하면서 자연스럽게 육아에 참여하게 된다.

- 기저귀를 갈아주거나 목욕 시키는 일을 맡아 아기와 자연스러운 스킨십을 하고 아이에게 사랑한다는 말을 자주 들려준다.

- 아빠 되는 법도 배워야 한다. 육아에 있어서 아빠의 역할이나 아빠가 해줄 수 있는 놀이법, 아이의 사회성, 교육 효과 등의 내용을 다룬 책들이 많이 나와 있다. 책들을 참고하면 육아에 대한 자신감을 갖고 참여하는 데 힘이 될 것이다. 이는 엄마도 마찬가지다.

- 아빠 역할을 하는데 도움이 되는 책들
《엄마가 모르는 아빠 효과》, 김영훈 지음, 베가북스 펴냄
《아버지만이 줄 수 있는 것이 따로 있다》, 로스 D. 파크 지음, 샘터 펴냄

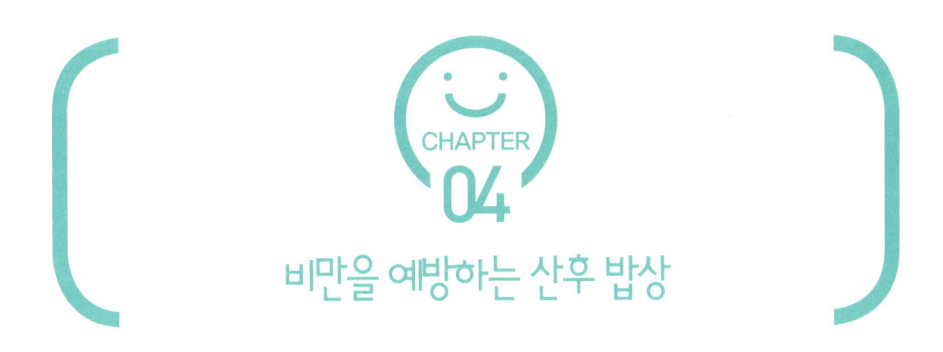

CHAPTER 04
비만을 예방하는 산후 밥상

출산 후 순조롭게 몸을 회복하기 위해서는 칼슘, 철분, 단백질, 비타민 등 영양이 풍부한 음식을 충분히 섭취해야 한다. 자칫 이 시기에 영양이 부족하면 빈혈이나 골다공증과 같은 증상이 나타날 수 있다.

옛날에는 산후조리 기간 내내 산모에게 미역국을 먹도록 했다. 특히 쇠고기가 들어간 미역국은 산후 최고의 밥상이었다. 여기에 가물치, 꼬리곰탕, 장어 등 각종 동물성 보양식도 권장했다. 산모가 빠르게 회복하고 몸의 기운을 북돋기 위해서는 단백질 공급이 필수였기 때문이다. 그러나 지금은 영양이 부족하기보다 반대로 과잉이어서 문제인 시대이다. 특히 동물성 고단백·고지방 식단은 각별한 주의가 필요하다. 몸을 회복해야 하는 시기에 오히려 노폐물이 쌓이도록 할 수 있기 때문이다.

많은 산모들이 산후비만을 최대의 고민거리로 꼽는다. 영양 과잉의 시대에 먼저 산모의 영양과 식단은 어떠해야 하는지 살펴보자.

산후 밥상 원칙

산후에는 기본적으로 현미밥이나 잡곡밥에 미역국을 먹는다. 여기에 생선이나 두부로 단백질을 섭취하고, 비타민과 섬유질이 풍부하면서도 칼로리가 낮은 나물과 채소 샐러드 등을 곁들이면 좋다. 특히 산뜻한 소스를 얹은 샐러드는 산후 입맛을 살려주는 데 좋은 효과가 있다.

대표적인 산후 음식인 미역국은 칼슘과 요오드 등 무기질을 풍부하게 함유하고 있어 뼈를 튼튼하게 해주고 피를 맑게 해준다. 그러나 산후조리 기간 내내 미역국만 먹으면 질리기 쉬우므로 쇠고기, 홍합, 멸치 등 다양한 재료로 끓여 맛의 변화를 꾀하면 식욕을 유지할 수 있다.

미역국만 고집할 필요는 없다. 우리나라에서는 산모에게 충분한 수분 섭취를 위해 국을 권장하는데 된장국이나 콩나물국, 시금치국과 같이 다양한 국을 번갈아 먹는 것도 좋은 방법이다. 다만 간이 짜면 붓기가 잘 빠지지 않고 모유를 먹이는 산모에게도 좋지 않으므로 약간 싱거운 정도로 조리한다.

산후에는 위에 자극을 주는 매운 음식이나 짠 음식은 피하고, 지나치게 찬 음식도 좋지 않다. 또 기름을 넣지 않고 담백하게 조리하는 것이 바람직한데, 이를 위해 튀기거나 부치는 대신 찌거나 삶는 방법을 택한다. 차가운 음식, 질기고 단단한 음식도 당분간 피한다. 출산 후 산모의 들뜬 잇몸에 좋지 않고 소화도 잘되지 않는다.

산모는 세끼 식사 이외에도 식간에 간식을 먹거나 새벽 수유에 대비해 야식을 먹는데 과자나 초콜릿, 케이크와 같은 단 음식, 인스턴트 음식은 피한다. 또한 지방질이 많이 함유된 고기류도 좋지 않다. 간식으로는 신선한 과일이나 죽, 샌드위치, 두유, 유제품 등 담백한 음식을 배가 부르지 않을 정도로 먹는다. 또 충분한 물을 마시고 신선한 채소, 나물을 중심으로 가볍게 먹는 식습관이 빠른 회복에 도움이 될 수 있다.

일상의 리듬을 회복하는 첫걸음은 식사를 정시에 규칙적으로 하는 것이다. 아이에게 온 신경을 집중하느라 식사가 불규칙해지는 경우 산모는 무기력해지기 쉽고 여기에 수면 리듬감마저 깨지면 만성적인 피로로 이어지게 된다.

미역국은 고기 대신 멸치국물로

산후조리 기간은 영양을 보충해 몸의 기운을 북돋아야 하는 시기이지만 동시에 출산 후 몸의 노폐물을 완전히 배출해야 하는 때이기도 하다. 이때 동물성 고단백·고지방 식사는 몸속에 노폐물이 쌓이게 하므로 회복에 좋지 않다. 전통적으로 산모는 부족한 영양을 보충하기 위해 고기를 넣은 미역국을 먹었다. 그러나 멸치와 다시마를 우려낸 국물로 미역국을 끓이면 담백하고 깔끔한 맛 때문에 덜 질린다.

산후 영양은 골고루 그러나 과하지 않게

출산 과정에서 피를 많이 흘린 산모는 빈혈에 걸리기 쉽다. 이를 예방하기 위해서는 철분 섭취가 중요한데 주로 시금치, 간, 육류, 생선 등을 통해 섭취할 수 있다. 이때 탄산음료나 홍차, 커피 등 카페인 음료는 철분 흡수를 방해하므로 가급적 자제하는 것이 좋다.

임신과 출산으로 인해 소진된 칼슘을 보충하는 것도 중요하다. 특히 골다공증을 예방하기 위해 칼슘은 반드시 필요하다. 칼슘이 많이 들어 있는 식품으로는 다시마, 미역 등 해조류와 콩류, 시금치 등 녹황색 채소, 멸치 등 뼈째 먹는 생선류 그리고 요구르트, 치즈 등 유제품 등이 있다.

단백질은 산모의 기력 회복에 가장 중요한 영양소로, 약해진 근육이나 인대, 상처를 회복하는 데 필수적이다. 단, 지나친 동물성 단백질 섭취는 앞서 말한 대로 칼슘 흡수를 방해할 수 있으므로 고단백 보양식은 가급적 피하는 것이 좋다. 대신 식물성 단백질의 이소플라본 성분은 뼈를 보호하는 역할을 하므로 콩, 두부, 두유 등을 충분히 먹는다.

비타민은 세포의 재생과 상처 회복에 도움을 주고 면역력을 향상시켜주므로 반드시 섭취해야 한다. 끼니 때마다 생채소와 과일, 나물류 등을 통해 충분히 섭취할 수 있다.

산모는 땀과 소변량이 많기 때문에 수분 섭취가 중요하다. 모유 수유를 할 경우 특히 수분을 충분히 섭취해야 모유가 잘 분비된다.

물을 하루에 8~9잔 이상 마시고 끼니마다 국을 먹고 두유, 요구르트, 과일, 야채주스, 우유 등을 마시며 수분을 충분히 보충해준다.

수유부의 하루 필요 칼로리

임신을 하면 평소보다 300~500kcal를 더 섭취한다. 모유 수유를 하는 경우 임신 전보다 500kcal 정도의 영양을 더 섭취해야 한다. 이는 밥 한 공기, 참기름 두 숟가락, 사과 한 개, 샌드위치 반쪽에 우유 한 컵, 주스 세 컵 정도다. 추가로 필요한 에너지는 젖 먹이는 사이에 간식으로 섭취할 수 있다.

수유 중에는 단백질과 칼슘을 충분히 섭취해야 하는데, 단백질은 아기의 뇌와 몸의 세포를 만드는 중요한 영양소이며, 칼슘은 아기의 성장에 필수 조건이다. 칼슘이 모자라면 모체의 뼈에서 칼슘이 빠져나가므로 미역이나 해조류 등 칼슘이 풍부한 식품을 충분히 섭취한다.

수유부는 균형 잡힌 다양한 식사와 칼슘, 철분이 많이 든 음식을 우선적으로 먹되, 신선한 야채, 과일, 탄수화물, 단백질, 지방 순으로 섭취한다. 엄마의 철분 저장을 위해 철분제를 복용하는 것도 좋다.

모유 수유를 하지 않는 산모라면 200kcal 정도만 더 섭취하면 충분하므로 자칫 영양이 과해 비만으로 이어지지 않도록 주의해야 한다.

산후 보양식의 종류와 주의 사항

늙은호박 : 이뇨작용이 강해 붓기를 빼주고 소화를 돕는 식품으로 알려져 회복기 산모들이 많이 애용하는 산후 보양식 중 하나다. 그러나 신장기능이 나빠서 생기는 부종에는 효과가 있지만 출산 후 생기는 붓기에는 효과가 떨어진다고 한다. 출산 후 한 달 정도의 산욕기가 지나고 여전히 부기가 남아 있을 때, 전문가와 상의하고 먹는 것이 좋다.

가물치탕 : 고단백 식품으로 강력한 이뇨작용이 있어 부기가 안 빠지거나 오히려 더 붓는 산모에게 좋다. 그러나 성질이 차서 평소 몸이 냉한 소음인 체질의 산모에게는 권하지 않으며, 상처가 있는 경우에는 오히려 상처 치유를 지연시킬 수 있으므로 제왕절개 수술을 한 산모는 피하는 게 좋다.

잉어 : 고단백 식품으로 예부터 산모에게 체력보강 식품이었다. 그러나 기름기가 많아서 회음 절개 부위를 봉합하거나 제왕절개 수술을 받은 산모는 주의해야 한다.

꼬리곰탕 우족탕 : 고단백 저지방 보양식. 출산으로 약해진 관절기능 강화에 효능이 있다. 다만 소화기능이 약한 산모의 경우 낮에 한두 끼 정도가 적당하다.

잣죽 : 여성의 자궁을 안정시키고 자궁출혈을 막아주는 효과가 있다. 출산 시 무리한 출혈이 있었거나 오로가 나오는 산욕기에 좋다.

들깨죽 : 산후 피로회복을 돕고 변비를 치료하며 피부를 좋게 한다.

산모들의 최대 고민, 산후비만

한 병원의 설문조사 결과, 출산 후의 여성들이 가장 걱정하는 문제로 '비만'을 꼽았다. 임신과 출산으로 체형이 변하고 몸무게가 느는 것이 여성들에게 최대의 고민이자 스트레스인 것이다. 실제 조사 결과 산모들의 출산 6개월 후 몸무게는 임신 전보다 평균 3~4kg 늘어난 것으로 나타났다.

분만 직후 산모의 체중은 아기와 양수, 태반 등이 빠져나가면서 보통 3~5kg 정도가 감량된다. 많은 산모들이 아기를 낳으면 금세 몸이 가벼워질 거라 생각하지만 실제로는 몸무게가 쉽게 줄지 않는다.

산모들이 체중을 줄이지 못하는 이유는 무엇일까? 산후 기간에는 무조건 잘 먹고 잘 쉬어야 한다는 잘못된 인식 때문인 경우가 많다. 특히 각종 보양식을 통해 영양을 과도하게 섭취하면서 신체활동은 하지 않을 경우 비만으로 이어지기 쉽다. 그런 이유로 동물성 고단백 식품인 전통 보양식은 고영양 식생활이 일반화된 요즘 시대에 큰 효용이 없다.

산후비만은 단지 외적인 체형의 변화뿐 아니라 여성의 평생 건강에 영향을 미치는 만큼 각별한 관리가 필요하다. 균형 있는 식사를 하면서 과식하지 않는 식습관이 가장 중요하다.

일반적으로 출산 후 3주 정도 지나면 몸을 가볍게 움직이면서 적당한 식이요법으로 식생활을 관리해야 한다. 그리고 산후 100일이 지나면서부터는 걷기나 조깅, 자전거 타기 등과 같은 유산소 운동과 근력 운동을 병행한다. 다만 신체기능이 온전히 돌아오지 않은 상태에서 살을 빼겠다고 무조건 굶거나 몸에 무리가 갈 정도로 운동해서는 안 되며 특히 산후 다이어트를 할 경우 단백질, 칼슘, 철분이 결핍되기 쉬우므로 주의해야 한다. 또한 출산 후 무리하게 다이어트를 하다가는 산후풍에 걸릴 수 있다. 무리한 운동이나 다이어트 대신 탄수화물이나 밀가루 음식을 줄이는 것만으로도 어느 정도 체중 감량의 효과를 볼 수 있다.

　최근 모유 수유의 다이어트 효과가 널리 알려져 있다. 아기에게 모유를 먹일 경우 산모의 칼로리 소모가 높으므로 자연스럽게 체중 감소 효과를 볼 수 있다. 또한 모유 수유를 하면 옥시토신 호르몬의 영향으로 자궁수축을 돕고 생식기 감염 빈도도 떨어지는 등 산후 건강에도 좋다. 단, 모유 수유는 칼로리가 많이 소비되는 만큼 산모가 쉽게 허기를 느끼게 되는데, 이때 필요한 열량 이상으로 과식하지 않도록 먹는 양을 조절해야 한다.

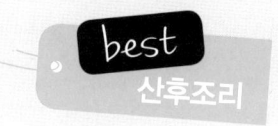

산후 다이어트는 이렇게

- 현실적인 목표를 정한다. 표준체중(kg)=(키(cm)-100)×0.9를 기준으로 플러스 마이너스 10% 이내에서 목표 체중을 설정한다.

- 현미, 잡곡, 콩류, 채소, 해조류 등 섬유질 식품을 위주로 먹는다. 단백질 섭취를 위해 두부(4분의 1모)나 생선(100g)을 곁들이면 더욱 좋다.

- 싱겁고 자극적이지 않게 조리하고, 볶거나 튀기는 대신 찌거나 굽고 삶는 요리를 주로 먹는다.

- 끼니를 함부로 거르지 말고 세끼 식사와 두 번의 간식을 규칙적으로 먹는다.

- 오전과 오후 하루 두 번 과일, 채소, 두유, 우유, 요구르트 등을 간식으로 먹는다.

- 카페인 음료는 삼가고 생수나 허브티를 하루 8잔 이상 마신다.

- 먹는 것으로 스트레스를 풀지 않는다. 아기와 놀아주기, 따뜻한 목욕, 심호흡, 음악 듣기 등으로 우울감을 해소하도록 노력한다.

- 외식을 할 때는 기름기 있는 음식을 피하고 채소가 많이 함유된 신선한 메뉴를 선택한다.

- 매일 아기가 자는 시간을 이용해 규칙적으로 제자리 걷기나 에어로빅, 실내 자전거 타기 등을 30분씩 한다.

- 칼슘이나 철분 등 산후 부족하기 쉬운 영양소를 집중 섭취한다. 전문가의 추천을 받아 품질이 보증된 보조식품을 이용하는 것도 도움이 된다.

- 출처 : 아가사랑 www.agasarang.org

임신 중 다이어트는 위험하다

탄력 있는 몸매에 배만 볼록한 만삭 사진을 공개하거나, 출산 후 한 달 만에 거짓말처럼 날씬한 몸매로 돌아온 일부 연예인들의 모습이 미디어를 통해 부각되면서 일반 임부들 사이에서도 체중조절이 자연스럽게 여겨지고 있다. 실제 임신 동안에 꾸준한 운동과 체중조절은 건강한 아이의 출산과 산후비만 예방에 효과적이다. 그러나 임신 중의 무리한 다이어트는 태아에게 매우 위험할 수 있으므로 주의해야 한다. 태아에게 가야 할 영양분이 부족할 경우 당장의 성장과 발달에도 문제가 될 뿐 아니라 아이가 나중에 비만 등 성인병에 걸릴 가능성이 높아진다는 연구 결과도 있다.

어머니의 무리한 다이어트로 인해 태아에게 영양이 제대로 공급되지 못할 경우 음식 섭취를 조절하고 혈당을 조절하는 유전자 내에 변화가 나타난다. 이 때문에 당뇨병, 심근경색, 심장병 등에 걸릴 위험이 급증한다. 또 태아의 간과 근육 등에 치명적인 손상을 가져올 수 있다. 그뿐 아니라 생존에 위협을 느낀 태아는 필요한 에너지의 양을 최대치로 설정하게 되어 항상 자기에게 필요한 양보다 훨씬 많이 먹어야만 포만감을 느끼게 되고, 이러한 식습관이 지속되면 비만이 될 가능성이 높다는 연구 결과도 있다. 현재 많은 성인들이 앓고 있는 당뇨병과 비만 등의 질환들도 그 어머니의 잘못된 식단에서 비롯되었을 가능성이 매우 높다. 따라서 임신 기간에는 다이어트와 영양에 대해 조급하게 접근해서는 안 된다.

산후 건강을 위한 기본 운동법

산후 운동은 분만 시 늘어난 복벽과 골반 근육, 회음부에 탄력을 주어 회복을 돕는다. 그리고 혈액순환을 좋게 해 소변 배출과 자궁수축을 돕고, 몸의 긴장을 풀어 근육통을 완화하며 기분 전환에도 도움이 된다. 또한 산후에 적정 체중으로 돌아오기 위해서도 운동은 반드시 필요하다.

자연분만을 한 경우 분만 후 24~48시간이 지나면 간단한 운동을 할 수 있다. 그러나 제왕절개 수술을 받았거나 다른 문제가 있는 경우에는 담당 의사의 허락을 받아야 한다.

산후 1일째는 호흡운동부터 시작하는데, 깊은 심호흡을 하면 긴장이 풀리면서 편안해진다. 개인에 따라 차이가 있으나 자연분만한 산모는 출산 다음 날부터 병원 복도 등을 천천히 걷는 가벼운 운동을 시작할 수 있다. 제왕절개를 한 산모라도 의사가 허락하면 최대한 빨리 걷는 것이 좋다. 가벼운 스트레칭과 케겔운동도 산후 초기에 무리 없이 할 수 있는 운동이다.

이때 복식호흡과 가벼운 스트레칭으로 근육의 긴장을 풀어주고 골반을 바로잡는 기본 요가 동작을 포함한 산후 체조를 꾸준히 하면 좋다. 다만 산후 체조를 하는 도중 출혈이 심해지거나 불편함을 느낀다면 바로 중단해야 한다.

출산 후 하루라도 빨리 예전 체중으로 돌아가겠다며 서두르다가는 자칫 몸이 상할 수 있다. 출산 후 최소 6주 동안은 뛰는 운동을 피하고 복부나 허리를 과하게 비트는 동작도 피해야 한다.

산후 3개월 정도 지나면 몸의 회복상태에 따라 운동 강도를 높일 수 있다. 이 시기에는 질 수축 운동, 골반 근육 운동과 함께 가벼운 조깅과 같은 유산소 운동도 권장된다. 다만 하루에 한 시간 이내로 하고 몸 상태가 나아졌다고 해서 무리하게 운동량을 늘렸다가는 오히려 탈이 날 수 있다.

운동할 때에는 꽉 끼지 않는 편안한 옷을 착용하고, 시작하기 전에 심호흡과 가벼운 스트레칭으로 몸의 긴장을 풀어준다.

쉽게 따라하는 산후 체조

• 복식호흡
심호흡을 하면 긴장이 풀리고 근육이 이완된다. 여기에 집중적으로 복식호흡을 하면 늘어진 복부 근육을 단련하는 데 도움이 된다. 깊은 심호흡으로 숨을 들이마시며 배를 한껏 부풀렸다가 잠시 멈춘 뒤 천천히 숨을 내쉬며 배를 안쪽으로 끌어당긴다.

• 스트레칭
배를 바닥에 대고 엎드린 자세로 팔을 쭉 뻗는다. 아랫배와 엉덩이 부근에 베개나 쿠션을 받친다. 몸을 길게 뻗으면서 동시에 복근을 안으로 끌어당기는 느낌으로 엉덩이 근육에 힘을 준다. 몸에 힘을 뺀 다음 이 동작을 반복한다. 임신 중 느슨해진 복근과 허리 근육, 엉덩이 근육을 탄력 있게 해준다.

- **자궁회복 운동**

엎드린 자세에서 엉덩이를 뒤로 빼서 체중이 뒤로 실리도록 하고 팔은 앞으로 뻗은 후 얼굴 옆면을 바닥에 댄다. 자궁에 눌려 있던 몸속의 장기가 제자리로 돌아가도록 도와준다. 아침저녁으로 2분간 이 자세를 유지하고 점차 시간을 늘린다.

- **케겔운동**

똑바로 누운 자세에서 무릎을 구부려 세우고 발을 어깨너비만큼 벌린다. 이때 항문에 힘을 주어 조이고 약 5초 후 풀어주는데, 이 동작을 20회 반복한다. 매일 일정 시간 꾸준히 하면 골반 근육이 튼튼해지고 요실금 증상도 개선된다.

- **무릎 돌리기**

편평한 바닥에 발바닥을 붙이고 무릎을 구부려 세운 자세로 눕는다. 양쪽 팔은 어깨 높이에서 양쪽 옆으로 벌리고 상체는 그대로 유지하면서 무릎을 바닥에 닿는다는 느낌으로 오른쪽으로 내린다. 다시 무릎을 제자리로 세웠다가 반대쪽 바닥에 닿게 내린다. 원래 자세로 돌아왔다가 앞의 동작을 반복한다.

- **무릎 당기기**

바닥에 등을 대고 누워서 무릎을 구부리고 발바닥을 바닥에 댄 자세로 눕는다. 한쪽 무릎을 가슴까지 오도록 손으로 무릎을 당긴다. 당겼던 무릎은 제자리에 놓고 다른 쪽 무릎을 같은 방법으로 끌어당긴다. 등 아래쪽의 근육을 강화하는 효과가 있다.

- **가슴 펴기**

앉거나 서서 두 손을 깍지 끼고 머리 뒤에 댄다. 양쪽 팔꿈치를 힘껏 뒤로 젖히면서 가슴을 편다. 어깨가 늘어지는 것을 방지하기 위한 운동이다.

전문가 Q&A 알면 알수록 헷갈려요

직장여성들이 산후에 주의해야 하는 것은 무엇이 있나요?

아이에게 너무 미안해하지 마세요. 그리고 아이 보는 것을 업무처럼 여기지 마시길 바랍니다. 직장여성은 규칙적인 식사와 수면의 측면에서 일상적인 리듬을 회복하는 데 전업주부보다 유리하다고 볼 수 있습니다. 오히려 전업주부들이 식사가 불규칙하고 충분한 숙면을 취하지 못하는 경우가 많습니다. 또 직장여성은 외식을 하는 경우가 많은데, 모유 수유를 한다면 기름지거나 매운 음식을 자제해야 합니다.

산후비만을 예방하기 위해서는 어떻게 해야 할까요?

정시정량의 숙면을 확보하고, 규칙적인 일상생활이 정답입니다. 일본 스모 선수들은 살을 찌우고 늘어난 체중을 유지하기 위해서 아침 공복에 고강도의 훈련을 하고 푸짐한 점심을 몰아 먹은 뒤 낮잠을 잔다고 합니다. 일정한 시간, 규칙적으로 필요한 만큼 먹는 것은 어떤 처방보다도 몸에 좋습니다. 밤중에 수유를 하느라 중간에 깨는 것은 어쩔 수 없다 해도 짧게나마 자는 동안에는 숙면을 취해야만 피로가 누적되지 않습니다. 수면부족으로 인한 스트레스는 지방의 증가로 연결된다는 연구가 많습니다. 한편 적당한 수다는 스트레스를 해소하는 효과가 있지만 폐호흡으로 빠져나가는 수분을 고려해야 합니다. 산모들의 뇌는 이러한 갈증을 허기로 착각하고 종종 폭식으로 이어질 경우가 많습니다.

요즘 임신 중이나 출산 후 다이어트를 하는 여성들이 많습니다. 이에 대해 어떻게 보시는지요? 다이어트를 할 때 주의할 점이 있다면 무엇입니까?

좋은 다이어트는 굶는 것이 아니라 제때 잘 먹는 것입니다. 불규칙한 식사와 수면부족 그리고 스트레스가 누적되면 살이 찝니다. 살이 찌는 것은 열이 나거나 아픈 것과 마찬가지로 일상생활에 문제가 여실히 나타나는 현상입니다. 뭐든 많이 먹은 만큼 찌고, 움직이지 않은 만큼 찝니다. 체중은 솔직하니까요.

산모는 몸에 큰 폭의 변화가 있었던 만큼 건강한 일상을 얼마나 신속하게 회복하느냐가 관건입니다. 출산 전후로 늘어났던 체중을 단순 비만으로 오해하고 조급하게 다이어트를 하는 산모들이 있는데, 임신 중·후반에 늘었던 체중은 출산을 대비하기 위한 비중이 높아 회복되면서 자연스럽게 빠지는 경우가 많습니다. 그러나 상대적으로 임신 초반에 체중이 늘었던 경우는 산모의 몸을 구성하는 비율이 높기 때문에 별도의 노력을 들여야 합니다. 특히 힘든 출산 과정을 겪고 나면 장이 무력하고 건조해져서 배출하는 힘이 부족한 경우가 많습니다. 게다가 병원이나 조리원으로 환경이 갑작스럽게 바뀌면 예민한

여성은 더더욱 배변에 곤란을 겪곤 하는데, 이에 대해 일반적인 변비에 대처하듯 공격적으로 접근하는 것은 바람직하지 않습니다.

산후조리 기간 남편과 아내가 서로를 어떻게 배려하고 대화해야 할까요?

남편은 가사를 돕는 것만큼이나 산모의 피로를 이해하고 불안을 공감해주어야 합니다. 굳이 남녀의 뇌 구조가 다르다는 이론을 인용하지 않더라도 일상 속에서 남녀의 차이는 항상 드러납니다.

여성은 동시에 여러 가지 화제로 대화가 가능합니다. 아이가 오늘 구토를 했고, 형광등이 깜박이며, 허리가 아팠다는 이야기를 한꺼번에 할 수 있습니다. 동시에 꺼내는 화제가 많다는 것은 '오늘은 이런저런 일들이 있었고 그만큼 힘든 하루였으니 위로하고 격려해줘'라는 신호입니다. 이에 대해 남편은 곧이곧대로 '소아과에 가야겠군, 마트 갈 때 형광등을 사다놔야겠군, 친정에 보내달라는 말인가 아니면 도우미를 쓰고 싶다는 말인가' 하고 생각하게 됩니다. 남편이 받아들이는 신호는 '이 문제들을 어서 해결해줘'인 셈입니다.

다소 유치하고 번거롭지만 모든 화제에 소속 꼬리표를 달아 대화를 해야 합니다. '지금 할 이야기는 당신보고 뭘 해달라는 게 아니야. 그냥 들어주면 되는 거야', '이건 당신이 곧바로 실행에 옮겨줘야 하는 일이야', '이 내용에 대해서는 당신의 분명한 의견을 듣고 싶어'처럼 말입니다.

따라서 부탁을 할 때는 처음부터 확실하고 명료한 문장이 좋습니다. '작은방 좀 어떻게 해봐'라든가 '생필품하고 찬거리 좀 당신이 알아서 사다줘'는 모호한 표현입니다. 차라리 A4용지 가득 깨알 같은 글씨로 품목과 할 일을 적어주더라도 남편 입장에서는 과제가 명확한 목록을 훨씬 수월하게 받아들입니다. 아내의 말에 집중하고 공유하려는 태도는 꾸준한 노력의 결과입니다. 너무나 많은 산모들이 '그걸 꼭 말로 해야 알아요?'라든가 '에휴, 차라리 내가 말을 말지'라는 한탄을 하게 되면, 자기 몸이 지치고 힘든 것을 우울증이라 착각하고 급기야 병으로 키워 나가게 되기 때문입니다. 더욱 중요한 것은 이런 피로감이 그대로 양육 태도와 직결되고, 아이에게도 직접적인 영향력을 미친다는 사실입니다.

'일관성 있는 양육 태도', '아이의 관심과 발달에 반응해 주기', '정서지능 키우기' 등은 아무리 강조해도 지나치지 않는 육아의 핵심 개념들입니다. 하지만 이 모든 것도 본인의 몸과 마음이 건강해야 가능한 일입니다. '아가야, 어디

보자. 이게 뭘까?'라면서 함께 놀아주고 싶지만 심신이 피로한 산모의 현실은 소파에 기대앉은 채 '손대지 마! 그거 먹는 거 아니야, 안 돼! 어허!' 하며 공허한 경고방송만 되풀이하는 경우가 많습니다.

산모의 육체적인 산후조리 기간은 6~8주이지만, 심리적으로는 60~80년간 영향을 줄 수도 있습니다. 남편과 원활하고 오해 없는 소통이야말로 산모의 행복과 아이의 건강한 성장을 쌓아 올릴 수 있는 초석이라 할 수 있습니다.

baby♡

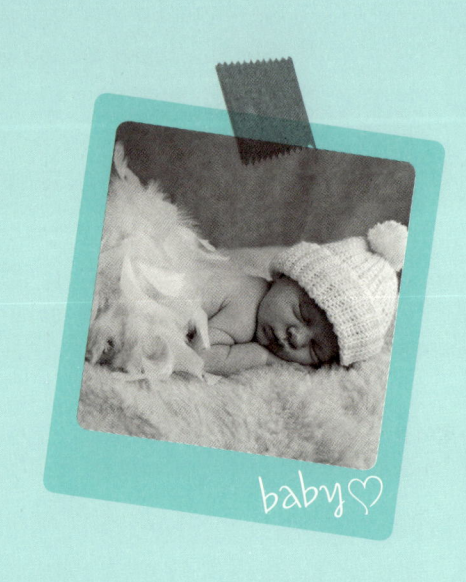

Part 5
엄마가 행복해야 아기도 건강하게 자란다

엄마가 행복해야 아기도 건강하게 잘 자란다.
산후조리는 비단 엄마만의 문제가 아니다. 엄마의 건강은 아이들의 행복, 가정의 안정, 건강한 우리 사회의 미래와 떨어질 수 없는 관계임을 알아야 한다.
출산을 위해 가히 혁명이라 불릴 만큼 몸의 변화를 맞이하는 산모들.
하지만 그 모든 고통을 잊을 만큼 아기의 미소가 사랑스럽다는 것도 엄마는 알고 있기에 고통을 견딜 수 있는 것이다.
달라진 환경 속에서 우리의 전통 산후조리 방법들도 새로운 해석이 필요하다.
그러나 우리의 어머니들이 딸들에게 정말 전하고 싶었던 건 무엇을 하면 안 된다는 금기가 아니라 산모를 배려하는 마음, 그 정신이 아니었을까.

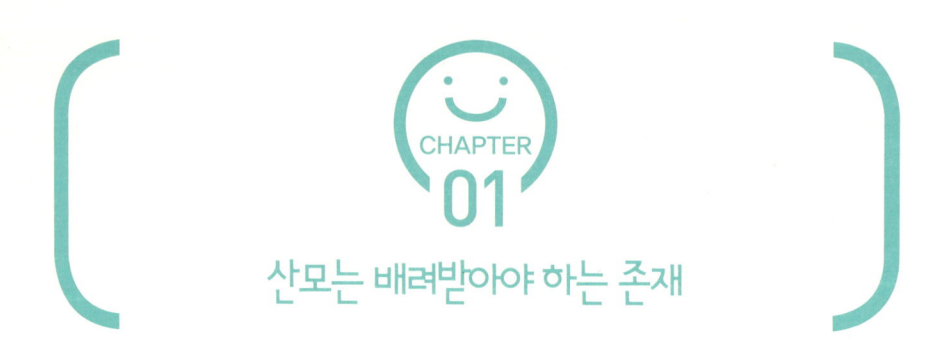

CHAPTER 01
산모는 배려받아야 하는 존재

아기를 낳은 뒤 산모는 크고 작은 감정의 변화에 휩싸인다. 출산 후 급격한 호르몬의 변화로 인해 대부분의 산모가 가벼운 산후우울증을 경험한다는 사실은 이미 잘 알려져 있다.

엄마아빠 말고는 달리 육아를 거들어줄 사람이 없는 핵가족 사회에서 아기를 키우는 일은 심리적으로나 체력적으로 고달프다. 때로 힘이 들어도 누구에게 손을 내밀어야 할지 몰라 막막하고, 어느 순간 아기 엄마는 세상에 홀로 서 있는 듯 무력해진다.

예상하지 못한 갑작스런 임신이나 가족 간의 불화로 인해 아이를 받아들일 만한 준비가 안 되어 있는 경우라면 출산 후 심경의 변화는 한층 복잡할 것이다. 생모가 갓 태어난 아기를 살해한다거나 동반자살을 했다는 등의 충격적인 뉴스에서 보듯이 심각한 산후우울증이 방치될 경우 산후 정신증으로 악화되어 본인은 물론이고 아이와 가족 심지어 주변 사람들에게까지 돌이킬 수 없는 상처를 남길 수 있다.

이때 누군가 손을 내밀어주었다면 어땠을까? 내가 힘에 겨워 주저앉고 싶을 때 나와 아기를 지켜주는 존재가 있고, 그 누군가가 자신감을 북돋아준다면. 어쩌면 우리가 전통 산후조리 문화에서 배워야 할 진정한 미덕은 산모의 옆을 지키며 '조심해라', '곧 좋아진다' 다독여주던 어머니의 마음인지도 모른다.

산모를 위로하는 담요 효과

최근 서구에서는 아시아나 남미의 산후조리 문화에 관심을 갖고 다양한 학술 연구가 진행되고 있다. 이들은 산후조리법의 과학적이고 의학적 효과를 조명하는 것 외에도 '배려 정신'이라는 가치에 주목하고 있다.

지난 40년간 세계 각국의 출산문화를 연구해온 미국 인디애나대학교 인류학과 로렌스 크럭만 교수. 그는 아시아와 남미의 산후조리 문화에는 산모를 정서적으로 지지하고 배려하는 독특한 전통이 있다며 그러한 전통 의례는 산모의 육체적 회복은 물론, 마음에도 긍정적 영향을 미친다고 주장한다. 아시아와

PSI의 산후 지원 프로그램

미국에 설립된 국제산후지원, 즉 PSI는 웹사이트(www.postpartum.net)를 통해 산후 여성들의 정신건강을 위한 다양한 프로그램을 제공한다. 특히 임신부와 초보 엄마들을 위한 무료 메시지 프로그램 'text4baby'가 눈길을 끈다. 임신했을 때부터 산후 1년 동안 일주일에 3회씩 임신 여성의 변화 각 단계 또는 아기의 월령에 맞는 적절한 정보 등을 메시지로 보내주는 것이다. 메시지의 주 내용은 △임산부와 초모 엄마를 위한 건강 상담 △ 엄마와 아기를 위한 영양 도움말 △무료 지원 서비스에 관한 정보 △의료 상담 △임신부나 초보 엄마가 받는 스트레스에 대한 이해 △ 아기의 발달상황에 따른 재미있는 이야기 등이다.

웹사이트에는 초보 엄마뿐만 아니라 남편과 그 가족들을 위한 조언과 상호지원 커뮤니티를 비롯해, 자녀 출산이나 입양 후 산후우울증을 겪는 아버지를 위한 상담 코너도 운영되고 있다.

남미의 특별한 산후조리 문화가 출산 후 산모의 불안감이나 산후우울증을 예방하는 데 효과적이라는 것이다. 따라서 미국이나 유럽에서도 이들 나라의 산후조리 문화를 배워야 한다는 목소리가 높아지고 있다.

아시아와 남미에서는 전통적으로 산모가 친정어머니와 같은 가까운 가족의 일원으로부터 산후 지원을 받는다. 그러다 보니 심리적 불안감이 상대적으로 적었다. 그러나 핵가족 문화가 일찍감치 자리 잡은 미국 등 서구에서는 출산 후 여성에 대한 정신적 보살핌이 취약할 수밖에 없었다. 이 때문에 서구에서는 출산 후 여성의 감정적 변화와 불안증에 대한 사회적 논의가 일찍부터 시작됐다. 1987년 설립된 미국의 PSI(Postpartum Support International, 국제산후지원)는 임신과 산후 기간에 정서적, 감정적 변화로 혼란을 겪는 여성들을 지원하는 비영리 기구로, 출산 전후 여성의 정신건강에 대한 인식을 확산시키고, 예방과 치료를 위한 활동에 힘쓰고 있다.

미국에서도 많은 여성들이 출산 후 크고 작은 감정적 변화를 겪는데 이중 약

15~20%의 여성들은 우울증이나 불안 등 심각한 증상을 호소하고 있다. PSI에 따르면 "문화, 나이, 소득수준, 인종과 상관없이 모든 여성들이 출산을 전후하여 기분불안 장애가 생길 수 있으며, 이는 임신 중이거나 아기가 태어난 후 12개월 중 언제든지 나타날 수 있다"고 한다.

PSI에서는 미국의 모든 주에 자원봉사 코디네이터를 연계하여 웹사이트나 전화 상담을 통해 접촉한 산모의 증상이 심각하다고 여겨지는 경우, 전문 의료팀을 지원하는 시스템이 체계적으로 구축되어 있다.

크럭만 교수는 "어머니의 정신건강이 위태롭다면 그것은 가족 전체에도 영향을 미친다"며 "출산 후 산모에 대한 정신적 배려와 지지는 산모의 건강뿐 아니라 가정의 건강을 지키는 데 중요하다"고 강조한다.

출산 전후 기분불안 장애 증상

- 슬프거나 우울하다.
- 주위 사람들에게 화가 나고 자꾸만 예민해진다.
- 아기에게 애착을 갖는 데 어려움을 느낀다.
- 불안이나 공황상태를 경험한다.
- 먹거나 자는 데 문제가 있다.
- 밖으로 표현할 수 없는 분노가 마음속에 있다.
- 자신이 통제불능이라 여겨진다.
- 아기나 자신에게 해를 입힐까 봐 두렵다.

인터뷰 로렌스 크럭만 교수(미국 인디애나대학교 인류학과)

크럭만 교수는 아시아와 남미의 산후조리 문화에서 볼 수 있는 산모에 대한 배려 정신을 '따뜻한 담요 효과'라고 표현한다. 출산 후 급격한 호르몬의 변화와 낯선 환경 속에서 두려움과 불안감을 느끼는 산모의 곁을 지키고 안심시켜주는 어머니의 존재에 주목한 것이다. 이러한 정서적 지지와 배려는 실제로 산모의 정신건강에 안정을 가져다준다.

Q. 산후조리 문화와 산모의 우울증에는 어떤 연관관계가 있나?
A. 아시아와 남미에서 산모는 대개 40여 일 동안 특별한 환경에서 보호를 받는다. 문화적으로 산후조리에 관련된 의례가 잘 발달되어 있고 그 바탕에는 산모를 위하고 배려하는 따뜻한 마음이 있다. 이것이 산모에게 효과적으로 전달되었을 때 산모의 불안감이나 정서장애, 우울증을 완화하거나 방지할 수 있다.

Q. 미국이나 서구의 출산 및 산후 회복 과정은 어떠한가?
A. 아이를 낳으러 산부인과를 찾은 산모는 가운을 입고 팔에 인식표를 찬 채 휠체어에 앉아 있다. 아이를 낳는 과정이나 아이를 낳고 난 뒤에도 의료 서비스를 위한 기계적인 처치만 있을 뿐, 인간의 마음 깊은 곳까지 가닿는 감동이 없다.

Q. 산모를 배려하는 데 있어서 가장 중요한 것은 무엇인가?
A. 아시아와 남미에서는 여러 차례 출산을 경험한 어머니들이 산모의 곁을 지킨다. 예컨대 모두 잠든 새벽 2시에 담요를 덮어주며 '아기를 낳는 일은 평범한 일이고 이건 출산 과정의 일부분일 뿐이야. 내가 여기서 너와 함께 있을 테니 걱정할 것 없다'고 이야기해준다. 나는 이것을 '따뜻한 담요 효과'라고 부른다. 그 어머니들은 의학적으로 에스트로겐이나 프로게스테론의 효과를 알지 못하겠지만 그런 따뜻한 존재가 옆에 있는 것만으로도 실제 산모의 호르몬에는 좋은 영향을 준다.

조선시대 100일간의 출산휴가

아기를 낳은 여성에게는 정신적 지지가 큰 힘이 된다. 출산 중 고통을 극복하는 과정은 물론이고, 처음 맞닥뜨린 육아 환경에서도 마찬가지다. "잘하고 있어", "좋은 엄마가 될 거야", "조금만 더 힘을 내자", "힘들다면 내가 도와줄게" 등의 격려와 조언은 아기 엄마들에게 큰 효과를 발휘한다.

전통적으로 전해내려온 우리의 산후조리 문화가 산모를 배려하고 지지하는 문화였다면, 핵가족화 되고 저출산이 사회문제로 떠오른 요즘 시대에 출산 여성에 대한 배려는 어떠한 방식으로 맥을 이어오고 있을까?

출산 여성을 사회적 차원에서 지원해주어야 한다는 인식이 확산되면서 서구에서는 남미와 아시아의 산후조리 문화에서 그 보완점을 찾기 위한 노력이 시도되고 있다. 그런데 정작 우리는 산후조리 문화에 대한 체계적인 연구나 사회적 논의가 충분하지 않다.

성균관의대 삼성서울병원 산부인과 최석주 교수는 "전통 산후조리 문화에 관한 연구가 부족한 것이 사실"이라며 "우리의 독특한 산후조리 문화가 의학적으로 증명된 좋은 문화라면 연구하고 개발해서 세계적으로도 알릴 가치가 충분하다"고 지적한다.

출산지원 정책에 대한 사회적 요구가 높아지면서 산후 건강관리, 즉 산후조리에 대한 관심과 욕구도 확대되고 있으나 아직까지 출산 후 여성 건강에 대한 지원 정책은 요원해 보인다. 과거 조선시대에 세종이 노비들에게 100일간의 출산휴가를 주었던 의미를 다시 한 번 새겨보자.

"관가의 노비가 아이를 낳으면 휴가를 백일 동안 주게 하고 이를 일정한 규정으로 삼게 하라"　　　　　　　－《조선왕조실록》세종 8년 4월 17일

"산후 백일 안에 있는 자는 사역을 시키지 말라 일찍이 법으로 세웠으나 그 남편에게는 전연 휴가를 주지 아니하고 그 전대로 일을 시켜 산모를 구호할 수 없게 되니 이제부터는 사역인의 아내가 아이를 낳으면 그 남편도 만 30일 뒤에 복무하게 하라"　　　－《조선왕조실록》세종 16년 4월 29일

조선 세종 때는 노비가 아기를 낳으면 국가에서 100일간의 휴가를 주었다. 또한 산모를 도우라는 뜻에서 그 남편에게도 30일의 휴가를 주었다. 출산을 겪은 여성이 몸을 추스르고 엄마로서의 역할을 할 수 있을 때까지 가족의 도움과 배려 속에서 100일간 안정해야 한다고 본 것이다.

우리와 비슷한 산후조리 문화를 가진 과테말라에서는 정부가 지원하는 산파와 간호사가 매일 산모의 집에 방문한다. 산모의 산후조리에 정부가 직접 나서고 있는 것이다.

산파 겸 산모도우미인 후아나 뽀스뽀이 씨는 말한다.

"출산 후에는 산모의 몸이 아프기 때문에 산파가 와서 8일 동안 매일 목욕을

시켜줍니다. 출산할 때 힘을 많이 쓴 산모의 혈관과 뼈가 제자리를 찾아가도록 돕기 위해서입니다."

과테말라에서는 출산 전문가로 교육받은 산파가 산모와 아기의 건강상태를 점검하고, 출산 후유증인 통증을 완화시키기 위해 허브를 이용해 정성껏 산모를 씻기고 마사지도 해준다. 또 산모가 쉴 수 있도록 아기를 목욕시키거나 간단한 육아를 돕는다. 이때 산파는 단순히 의료적인 처치를 한다기보다는 산모의 몸과 마음을 편안해지도록 거드는 역할을 한다.

이렇듯 40일 혹은 100일의 기간 동안 극진한 배려를 받는 아시아 및 남미의 산모들은 정서적 지지 효과는 물론이고 여성의 호르몬 변화에도 긍정적인 영향을 미쳐 의학적으로도 회복이 순조롭다고 한다.

우리나라에서는 전통적으로 아기가 태어난 지 100일째 되는 날 백일잔치를 한다. 아기가 건강하게 자라준 것을 축복하는 날이다. 그러나 이 100일이라는 기간에는 어쩌면 더 많은 의미가 포함되어 있을 수 있다. 백일잔치는 산모가 몸과 마음을 추스르고 비로소 엄마가 되었음을 축복하는 의미이기도 하다.

저출산이 문제라고는 하지만 막상 산모의 건강한 산후조리를 지원하기 위한 문화적·사회적 토양은 아직 부족하기만 하다. 특히 우리나라의 경우 산후조리가 개인과 가족이라는 테두리 안에서 주로 이루어져왔기 때문에 사회적인 정책으로써의 산후 지원은 빈 공간으로 남겨져왔다. 이제 출산 여성을 배려하는 사회적 지원정책에 관하여 본격적인 논의가 이루어져야 할 시점이다. 출산 후 여성을 배려하는 일은 건강한 가정과 건강한 사회를 만드는 의미이기 때문이다.

  이진무 교수는 "임신과 출산 과정은 여성의 향후 건강에 절대적으로 영향을 미치는 부분이므로 출산 전후 여성의 건강에 대한 사회적 관심과 지원이 매우 중요하다"고 강조한다. 실제로 산모가 아프고 불편하면 아이를 돌보는 일에 소홀해질 수밖에 없고 이런 불안함이 아이에게도 그대로 전달되면 성장하는 데 결코 좋은 영향을 줄 수 없다. 산모가 건강해야 가정이 건강해지고 가정이 건강해야 결국은 나라가 건강해질 수 있는 것이다.

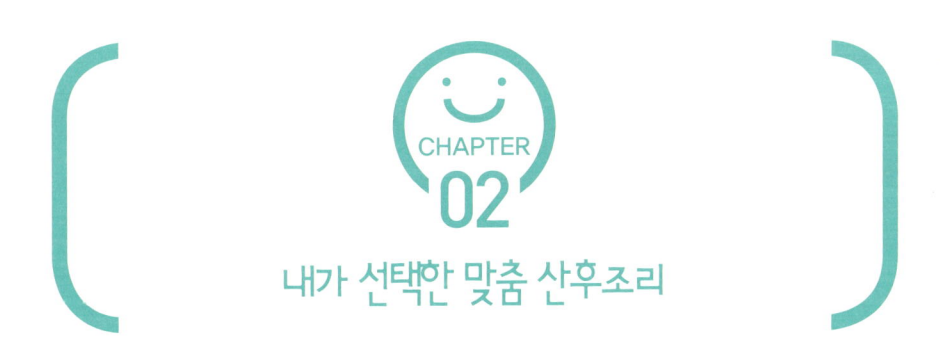

CHAPTER 02
내가 선택한 맞춤 산후조리

과거에는 친정이나 집에서 집안 어른들의 도움을 받아 산후조리를 하는 것이 일반적이었다면 최근에는 산후조리원을 찾거나 산모도우미 서비스를 이용하는 산모들이 크게 늘고 있다.

시대가 변했지만 산후 몸 관리가 평생의 건강을 좌우한다는 인식은 여전하다. 이 때문에 가족에게 부담을 주지 않으면서도 체계적인 산후조리를 받고자 하는 산모들이 산후조리원을 찾는다. 특히 일하는 여성들의 경우 직장으로 복귀하기 전에 충분히 쉬며 제대로 몸조리를 하려는 욕구가 강하다.

우리 사회가 핵가족화 되면서 과거 친정엄마에게 부과되던 '산바라지'의 의미도 많이 퇴색했다. 중년 이상 여성들의 사회활동 비율이 높아지면서 친정이나 시댁 부모가 있어도 아기를 돌봐줄 여력이 없는 가정도 많다. 가족들의 부담이었던 산모에 대한 돌봄 노동을 대체할 수단으로 산후조리원에 대한 수요가 늘고 있는 것은 어쩌면 자연스러운 현상으로 보인다.

어느 산후조리원 가세요?

산후조리원은 출산 직후 산모가 아기와 함께 2~4주가량 머물면서 회복에 전념할 수 있도록 도와주는 곳이다. 보통 침대와 TV, 전화기 등이 갖추어진 1인실이 있고 신생아실이 따로 있어 전문 간호사가 24시간 아기를 돌봐준다. 이 때문에 산모가 편안하게 휴식을 취할 수 있는 것이 장점으로 꼽힌다. 일부 산후조리원은 산모가 원할 경우 모자동실을 운영하기도 하며, 최근에는 모유 수유를 적극적으로 권하는 산후조리원이 늘고 있는 추세다.

산후조리원에는 휴게실, 좌욕실, 좌훈실, 황토방, 원적외선기 등 부대시설이 잘 갖춰져 있고, 요가, 마사지, 산후 체조 등 다양한 프로그램들도 운영한다. 또한 여러 산모들이 함께 생활하면서 육아 정보를 공유할 수도 있는 것도 장점이다.

그러나 신생아들이 한 공간에 모여 있다 보니 교차 감염의 가능성이 높아 우려의 목소리도 있다. 아무리 관리를 철저히 한다고 해도 심심치 않게 보도되는 신생아 감염사고 뉴스에 산모들은 불안할 수밖에 없다.

최근 산후조리원이 많이 생겨나고 있는 데 비해 서비스 불만이나 사고에 대한 보상기준이 미비한 것도 문제로 지적되고 있다. 산후조리원을 이용할 때는 계약 전에 직접 방문하여 시설을 둘러보고 약관 등을 꼼꼼히 따져본 후 선택하는 것이 좋다.

산후조리원을 선택할 때 가장 큰 기준은 아마 비용일 것이다. 적지 않은 산후조리원의 비용 때문에 부담을 느끼는 산모들이 많다. 업계에 따르면 2011년 기준 산후조리 비용이 2주에 평균 300만 원 수준에 달한다. 출산 비용이나 양육비 등과 비교해보아도 산후조리에만 들어가는 비용이 만만치 않은 것이다.

육아 포털 사이트에는 이에 대한 예비 엄마들의 하소연이 심심치 않게 올라온다. 프로그램이나 서비스가 괜찮은 곳은 가격이 턱없이 비싸고, 저렴한 곳을 찾자니 시설이 마음에 들지 않아 고민스럽다는 토로다.

실제 산후조리원은 서비스 및 시설, 지역별로 이용 금액의 편차가 크다. 보건복지부의 '산후조리원 소비자가격 실태조사'(2009년, 연세대학교 서영준 교수팀)에 따르면 2주간 이용 비용이 가장 낮은 곳은 64만 원, 가장 높은 곳은 1200만 원에 달

핵가족 시대, 산후조리원 활황

산후조리원은 산후조리 문화가 발달한 우리나라에서 생긴 독특한 서비스 업종이다. 산후조리를 돕는 서비스 업체가 성업인 곳은 세계에서 우리나라가 유일한 것으로 보인다. 우리와 비슷하게 중국에 일부 부유층을 위한 산후조리 시설이 있으나 보편화된 것은 아니다. 또 미국에도 소수 존재하나 이는 대부분 한국인 거주 지역에서 한국인을 대상으로 하는 경우이다. 그 밖의 다른 나라들은 지역 조산사가 주축이 되어 산모의 가정을 방문하여 육아와 건강상태를 확인하고 필요에 따라 적절한 정보와 교육을 제공하는 공적인 산후관리 서비스의 형태를 띤다.

했다. 특히 서울과 수도권 지역을 중심으로 산후조리원이 대형화·고급화 경향을 띠면서 가격대도 높게 나타나고 있다. 그러나 평균 대비 가격이 몇 배 높다고 해서 산모의 회복 속도가 그에 비례하는 것은 아니다.

또 산후조리원의 절반 이상이 수도권에 몰려 있는 반면, 지방에는 산후조리원이 아예 한 곳도 없는 곳도 있어 지역에 따른 편중이 심하다.

사정이 이렇다 보니 최근에는 산후조리원 비용을 의료비 공제 대상에 추가하자는 주장도 나오고 있다. 실질적인 준의료기관 역할을 수행하는 만큼 의료비 공제 대상으로 지정해야 한다는 것이다. 또 한편으로는 공공 산후조리원 설립을 요구하는 목소리도 커지고 있다. 실제로 일부 지자체에서 저소득층 여성들을 위한 산후조리원을 운영하는 사례도 있으나 극히 일부에 그치는 수준이다.

친정어머니의 보살핌 받기

한 병원의 설문조사에 따르면 산모들은 가장 선호하는 산후조리 장소로 '친정'을 꼽았다. 친정어머니가 곁에 있을 때 가장 마음 편하게 쉴 수 있기 때문이다. 전통적으로도 산후 뒷바라지인 산바라지는 대부분 친정어머니의 몫이었다. 최근 들어서는 부모님 세대의 사회활동도 늘고, 자식들이 부모님께 부담을 드리지 않기 위해 다른 방안을 찾는 경우가 많아졌지만 친정이나 시댁에서 산후조리를 할 경우 누릴 수 있는 여러 이점들이 있다.

출산과 육아에 대한 경험이 풍부한 어른들에게서 도움을 받으면 심리적으로 안정되고 육아에 있어서 시행착오를 줄일 수 있다. 서툰 초보 엄마의 경우 어른들의 지혜를 배우며 생생한 육아 경험을 익힐 수 있는 기회가 되기도 한다. 물론 세대가 다르다 보니 견해 차이가 생겨 난감한 경우도 더러 있다. 부모님이 권하는 전통 산후조리법이 최신 육아 방법이나 건강 상식에 맞지 않는 경우, 어른들의 마음이 상하지 않도록 차근차근 대화하여야 한다.

친정이라고 해서 마냥 편하게만 지내다 보면 산후 회복이 도리어 늦어질 수 있다. 3주 정도의 기간이 지나면 일상적인 활동을 시작하며 긴장감을 갖는 것이 회복에 더 도움이 된다.

친정이 아닌 시댁에서 산후조리를 하는 경우도 빈번한데, 이때 많은 산모들이 심적으로 부담을 느낄 수밖에 없다. 아무리 잘해주신다 해도 마음 편하게 받기 어렵고 생활습관이나 사고방식에 차이가 있어 자칫 고부갈등이나 산후우울증으로 이어질 수 있기 때문이다. 그러나 친정만큼 편하지는 않더라도 시댁 어른들 역시 며느리와 손주에 대한 사랑이 누구보다도 각별하다. 산후조리 기간에 시어머니와 충분히 대화를 나눔으로써 새로운 정을 쌓는 계기를 만들 수도 있다.

다만 시댁에서 산후조리를 할 경우에는 몸이 회복되기도 전에 집안일을 거들다가 무리하는 경우가 있는데, 산후조리 기간만큼은 눈치가 보이더라도 몸조리에 전념하는 것이 좋다. 반면 친정이나 시댁에서 산후조리를 하면서 어른들의 노고를 당연시 여기는 경우가 종종 있는데 산후조리가 끝난 후에는 부모님께 성의껏 감사의 마음을 표현하는 것이 좋다.

내 집에서 편하게, 산모도우미 서비스

산후조리원의 가격이 부담스럽고 부모님의 도움을 기대하기 힘든 상황이라면 산모도우미 서비스를 이용할 수 있다. 집에서 편하게 조리할 수 있고 가격도 저렴해 최근에는 산모도우미의 도움을 받아 산후조리를 하는 산모들이 늘고 있다.

무엇보다 내 집에서 산후조리를 할 수 있다는 것이 가장 큰 장점이다. 더구나 큰아이가 있는 경우 산후조리 기간에 떨어져 지내지 않고 함께 생활할 수 있다. 또 신생아 교차 감염 등의 위험으로부터도 안전하고, 산모가 아기와 24시간 함께 지낼 수 있어 달라진 생활환경에 대한 적응력을 키우고 육아에 대한 자신감을 가질 수 있는 것도 이점이다.

산모도우미는 주로 아기 목욕 시키기 같은 육아와 청소며 빨래 등의 가사, 산모의 식사 준비, 좌욕, 산후마사지 등을 돕는다. 큰아이가 있을 경우 등교나

등원, 간식도 챙겨주며 가족의 빨래를 비롯해 식사를 준비해주기도 한다.

다만 근무시간이 연장되거나 공휴일에 일할 경우, 큰아이가 있거나 신생아가 쌍둥이일 경우, 남편 이외에 챙겨야 할 식구가 있을 경우 비용이 따로 추가된다. 또 출퇴근형, 입주형 등 이용 형태에 따라 요금 및 서비스 등이 다르므로 사전에 꼼꼼히 체크하고 협의한다.

산모도우미를 이용하려는 산모들은 낯선 사람에게 한동안 육아와 살림을 맡겨야 한다는 점을 가장 부담스럽게 여긴다. 산후도우미는 일정 기간 기본 소양과 산모 건강 및 육아 상식과 관련해 전문 교육을 받은 이들이므로 크게 마찰이 일어날 소지는 적다. 그러나 정 맞지 않을 경우에는 업체를 통해 인력 교체를 요구할 수도 있다.

보건복지부의 산모 바우처 서비스를 이용하면 도우미 비용 부담을 줄일 수 있다. 다만 현재는 전국 가구 평균소득을 기준으로 하위 50% 이하의 가정에서만 지원을 신청할 수 있다. 자세한 사항은 보건복지부 전자 바우처 홈페이지 (www.mw.go.kr)와 각 지역 보건소에 문의하면 된다.

산모도우미 바우처

보건복지가족부는 2006년부터 일정 소득 이하의 가정을 대상으로 산모·신생아 도우미 파견 제도를 시행하고 있다. 전국 가구 평균소득의 50% 이하 가구에 한해 바우처(서비스 이용권)를 지급하는데, 가구 소득에 따라 서비스 비용의 85%~97%를 지원하고 나머지 금액은 본인이 부담하는 방식이다. 이 때문에 바우처를 이용할 경우 산후조리에 들어가는 비용 부담을 크게 덜 수 있다.

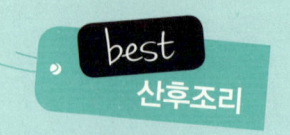

각국의 산후조리 지원 제도

외국에서는 대부분 산후조리 전문 인력들이 출산 가정을 방문해 산모와 신생아의 건강을 관리하고 교육하는 형태로 이루어진다. 영국의 경우, 거주 지역 내의 지역 조산사(community midwife)가 출산 후 3일간 하루에 두 차례씩 가정을 방문하는데, 산모의 요청에 따라 열흘가량 방문 기간을 연장하기도 한다. 주로 산모에게 아기 돌보는 방법을 교육하는 데 중점을 두고, 이후에는 보건부에서 산모와 신생아에 대한 관리를 이어간다.

프랑스에서는 '사주팜(sage femme)'이라는 독특한 조산사 제도가 있다. 임신부터 출산 후 육아에 이르기까지 교육과 간단한 의료 처치 등 출산 전반을 도와주는 개인형 출산도우미 같은 제도이다. 사주팜은 산부인과 의사와 협력해 간단한 진찰과 검사, 모유 관리도 도와주며 국립병원에 속한 사주팜을 이용할 경우에는 의료보험 처리가 되므로 비용 부담도 거의 없다.

과거 우리와 비슷하게 친정에서 산후조리를 해온 일본에서는 최근 집에서 몸조리를 하는 경우가 많은데, '산후조리 헬퍼'의 도움을 받는 가정이 늘고 있다. 배우자 출산휴가 제도를 도입하는 기업들이 늘고 지자체와 민간단체에서 육아 지원서비스에 높은 관심을 보이면서 도우미 파견 사업이 확대되고 있는 추세다.

임신 출산 육아 지원제도 제대로 활용하기

직장에 복귀해야 하는 산모라면 법에 보장된 출산휴가나 육아휴가만 제대로 활용해도 큰 도움이 된다. 최근 정부는 관련 법을 개정해 출산휴가를 임신 기간 중 분할해서 사용할 수 있도록 하고, 배우자의 출산휴가도 최대 5일까지 사용하도록 하는 방안을 추진 중이다. 또한 맞벌이 부부를 위해 육아기 근로시간 단축 방안도 예고하고 있다. 임신·출산·육아 지원 정책과 함께 앞으로 바뀌게 될 법제도를 제대로 알고 활용해보자.

출산휴가

직장여성은 출산을 전후해 90일간의 출산휴가를 사용할 수 있다. 산후 휴가는 산후 최소 45일을 확보하고 90일을 연속 사용해야 하는데, 이 때문에 대부분의 직장여성들은 최대한 출산 직전까지 직장을 다니고 90일의 산후 휴가를 산후조리와 육아에 활용한다. 그러나 이러한 제도는 유산의 위험이 높은 임신 초기와 입덧이 심한 임산부에게 불리하기 때문에 문제가 제기되어 왔다. 일부 병가를 내는 직장여성들도 있지만 사정이 여의치 않을 경우 무리하다가 자칫 유산을 하는 불상사가 생기기도 하고, 그 때문에 휴직이나 퇴사를 택하는 경우도 많았다. 최근 보건복지부가 이에 대한 대안으로 산전후 휴가를 임신 기간 중 분할해 사용할 수 있도록 관련법을 개정했다.

또 기존에는 임신 16주 이후에 유산·사산한 경우에만 보호휴가를 부여하던 것을 모든 유산·사산을 대상으로 확대하여 임신 초기 여성을 보호하도록 추진 중이다. 이번 법 개정에 따라 휴가 명칭도 산전후 휴가에서 출산전후 휴가로 변경된다.

임금은 출산휴가 중 최초 60일 기간 동안 통상 임금을 받을 수 있으며 우선 지원 대상 기업(중소기업)은 90일간, 대기업은 30일간 최대 월 135만 원을 고용보험에서 지원한다. 또 배우자의 경우 아내가 출산했을 때 법적으로 3일간 무급 휴가를 받던 것에서 법 개정에 따라 유급 3일 휴가로 바뀌고, 필요하면 무급 2일을 더 연장할 수 있어 최대 5일까지 출산휴가를 사용할 수 있게 되었다.

계약직 여성의 출산휴가

정부가 확대 개정한 출산휴가나 출산지원 정책에도 불구하고 여전히 혜택을 받지 못하는 이들이 많다. 특히 중소기업에 다니는 직장여성들은 임신이나 출산 시 여전히 퇴사의 압력에서 자유롭지 못하다. 특히 계약직 여성들에게 출산휴가나 육아휴직은 그림의 떡이다.

정부는 임신·출산 후에도 계약직 여성 노동자를 계속 고용하는 사업주에 대해 지원금을 지급하는 방안을 추진하고 있다. 계약직(파견직 포함) 근로자가 출산휴가나 임신 기간 중 근로계약이 종료되는 경우, 계약기간 종료 즉시 또는 출산 후 1년 이내에 1년 이상의 계약을 체결하는 사업주에게 지원금을 지급하는 내용이다. 다만 300인 미만 사업장에 대해서는 1년의 유예기간을 두기로 했다.

육아휴직

만 6세 이하(2008년 1월 이후 출생아)의 취학 전 자녀가 있다면, 부부가 각각 최대 1년 동안 육아휴직을 할 수 있다.

육아휴직 기간 중 급여는 기존에 월 50만 원씩 정액으로 지급하던 것을 2011년 1월부터는 고용보험을 통해 휴직 전 통상임금의 40%(최고 100만 원, 최저 50만 원)에 해당하는 육아휴직 급여를 받을 수 있다. 이때 휴직급여 중 일부(15%)는 복귀 6개월 후 일시불로 지급하고, 육아휴직 시 건강보험료는 60%로 경감한다. 단, 한 아기에 대해 부모가 동시 휴직은 불가능하다.

2010년 육아휴직자가 처음으로 4만 명을 넘어선 것으로 나타났다. 통계청에 따르면 2010년 육아휴직자 수는 4만1천736명으로 2002년 3천763명에 비해 10배 이상 급증했으며, 특히 남성 육아휴직자의 경우 전년대비 40%가량 급증했다.

출산휴가 및 육아휴직에 관련한 사항은 고용노동부 홈페이지(www.moel.go.kr) 및 고용지원센터에 문의하면 된다.

영유아 부모의 근로시간 단축 추진

정부는 최근 법 개정을 통해 6세 미만의 영유아가 있는 엄마아빠 모두 주당 15~30시간 범위에서 1년간 근로시간 단축을 신청할 수 있도록 추진 중이다. 또 연장, 야간, 휴일 근로를 적립해 임금 대신 휴가로 사용할 수 있는 근로시간 저축휴가 제도를 도입할 예정이다. 저축해둔 휴가로 아이를 돌보는 데 활용할 수 있으며 가족의 질병, 사고, 노령 등을 사유로 가족간호 휴직(무급)도 신청할 수 있다.

보육비 양육수당 등 기타 정부 지원 제도

보육 교육비 지원 만 0~2세 영유아는 2012년 소득과 관계없이 보육료를 전액 지원받는다. 또한 만 3~4세 아이는 2012년 소득하위 70% 이하 가구(4인 가구 기준 524만원)에 한해 보육료 전액 지원하며, 만 5세는 2012년 소득과 관계없이 보육료·유아학비 월 20만원을 지원받는다. 맞벌이 가구는 소득인정액 산정 시 부부합산 소득의 25%를 제외한 후 합산해 산정한다. 다문화가족은 소득수준과 상관없이 보육료를 전액 지원받는다.

양육수당 지원 보육시설을 이용하지 않는 차상위 이하 가구(월 173만 원 이하, 4인 가구 기준)의 경우 36개월 이하 영유아를 대상으로 월 10~20만 원의 양육수당을 지원받는다.

영유아 국가필수 예방접종 지원 신생아부터 만 12세까지는 필수 예방접종 비용을 나라에서 지원한다. 보건소 이용 시 전액 무료 접종이며, 가까운 지정 의료기관을 이용할 경우 접종비용 일부를 지원받거나 무료로 접종 가능

하다.(단, 지자체별로 상이함)

다자녀가정 추가공제　연말정산 시 다자녀 추가공제로 두 자녀를 양육하는 가정은 자녀 1인당 최대 100만 원을 추가 공제받고, 3자녀부터는 1인당 200만 원을 추가 공제받을 수 있다.

임신·출산 진료비 지원　병원에서 임신 진단을 받으면 산전 진찰과 출산 등에 드는 진료비용으로 50만 원을 지원받을 수 있다. '고운맘카드'를 이용해 산부인과에서 진단을 받은 후 카드로 결제하면 된다. 기한 내 사용하지 않은 금액은 자동 소멸된다.

※참고 : 《임신에서 육아까지 정부지원정책 가이드》, 보건복지부 발행, 2011

Bonus Page 01
산욕기의 신체 트러블과 대처법

훗배앓이(후산통)
임신 중에 확대된 자궁이 본래의 크기로 수축하면서 생기는 통증으로, 출산 직후부터 시작해 일주일 정도 아랫배에 규칙적인 통증이 지속된다. 모유 수유를 할 경우 아기에게 젖을 물리면 통증이 더 심하게 느껴지는데, 이는 수유할 때 분비되는 옥시토신 호르몬의 영향 때문이다. 아랫배에 따뜻한 찜질을 하거나 손으로 부드럽게 마사지하면 통증이 완화되는 효과가 있다.

오로
출산 후 약 4주 동안 자궁에서 피가 섞인 분비물이 나오는데 이를 '오로'라고 한다. 자궁과 산도의 상처에서 혈액, 자궁점막 조직 등이 섞인 분비물이 나오는데, 산후 3~4일 동안은 양도 많고 붉은색의 오로가 나오며 이후 색이 점점 옅어지다가 4~9일 사이에는 갈색으로 변하고 이후에는 백색이나 약간 노란색으로 변하면서 양도 줄어든다. 붉은색 오로가 2주 이상 지속되거나 역한 냄새가 날 경우 합병증이 의심되므로 의사의 진단을 받는다.

산욕열
출산 후 2~3일이 지나서 갑자기 오한이 나고 체온이 38~39도까지 올라가는 경우 산욕열을 의심할 수 있다. 이는 출산 과정에서 생긴 상처에 세균이 감염되면서 열이

나는 것인데, 자궁경관에 염증이 생기거나 젖몸살일 때도 열이 날 수 있다. 산욕열이 생길 경우에는 일단 충분히 휴식을 취하는 것이 좋다. 가벼운 산욕열은 저절로 가라앉지만 오래가거나 심할 경우 의사의 진단을 받아 치료한다.

회음부 염증과 치질 예방
옛날 산모들은 좌욕 대신 요강에 쑥 달인 물을 담고 그 위에 앉아 김을 쐬었다고 한다. 자연분만을 한 산모의 경우에는 회음부 상처와 질 등에 염증이 생기는 것을 방지하기 위해 하루에 1~2회 소독한 온수로 좌욕을 하면 좋다. 좌욕은 하복부의 순환기능을 개선해 산후 자궁의 회복에 도움을 준다. 올바른 좌욕법은 깨끗한 물을 끓여서 너무 뜨겁지 않은 정도로 식힌다. 금속 재질의 대야에 물을 붓고 찬물을 섞지 말고 그대로 식혀 사용해야 위생상 좋다. 대야를 바닥에 놓고 쭈그려 앉으면 회음부와 배에 힘이 들어가므로 좌변기 위에 올려놓고 자연스럽게 앉은 자세를 취하면 편하다. 좌욕 시간은 10~20분 정도가 적당하다.

한방에 따르면 약쑥, 황기, 사상자, 창이자, 방풍, 백지, 백급 등 한약을 달여 만든 좌욕제를 따뜻한 물에 희석시켜 사용하면 회음부 상처의 회복이 빨라지고 자궁수축을 촉진시켜 어혈을 비롯한 오로가 순조롭게 배출된다. 좌욕을 하면 분만 후 생기기 쉬운 가벼운 치질에도 효과를 볼 수 있다.

요실금
아기가 태어나는 과정에서 산모의 산도는 과하게 늘어난다. 그로 인해 산후 요실금 등 부작용이 생길 수 있다. 젊은 사람들 사이에서는 요실금이라고 하면 우습게 받아들이는 경향이 있는데 결코 가벼운 일이 아니다. 웃거나 재채기할 때, 가볍게 뛸 때 소변이

새어나와 당황하는 경우가 있는데, 증상이 심해지면 사회생활에도 상당한 지장을 줄 수 있다. 회음부 운동은 늘어진 골반 근육을 다시 당기고 근력을 강화시키는 운동으로, 케겔운동이라고도 한다. 항문 근처의 근육을 강하게 조였다 푸는 것을 반복하는 것인데, 이때 느낌은 소변을 참듯이 하면 된다. 골반 근육을 수축했다가 푸는 것을 반복함으로써 늘어진 골반 근육이 점차 탄력을 갖는 효과를 얻는다. 회음부 운동은 출산 후 하루이틀 이내에 시작할 수 있으며 언제 어디에서나 할 수 있다. 아침저녁으로 30회씩 3개월 정도 꾸준히 하면 효과를 볼 수 있다.

탈모

출산 후 한두 달이 지나면 탈모 현상이 나타난다. 출산 후 호르몬 분비가 줄고 모발의 성장이 느려지면서 나타나는 현상이다. 이는 산후 6~12개월에 호르몬 분비가 다시 정상으로 돌아오면서 서서히 회복된다. 파마나 드라이, 빗질 등을 조심하며 머리카락에 대한 자극을 최소화하는 것이 좋다. 두피나 모발 영양제를 쓰는 것도 도움이 된다.

젖몸살

산후에 젖이 불면서 젖이 유선을 막아 유방이 딱딱하게 굳으면서 젖몸살을 앓게 된다. 젖몸살 증상이 생기면 젖을 자주 마사지하고 짜내야 한다. 불편감이 심할 때 얼음을 수건에 싸서 찜질하면 증상을 완화시킬 수 있다.

시신경 악화

산후에는 호르몬의 불균형으로 인해 일시적으로 시신경이 약해질 수 있다. 또 산모는 빈혈 상태이므로 최소 한 달 동안은 무리하게 책을 읽거나 TV를 보지 않도록 한다. 분만할 때 힘을 세게 주는 과정에서 눈의 모세혈관이 끊어져 눈이 빨개지는 산모도 있다. 이는 일시적인 현상이므로 2~3주가 지나면 자연스럽게 회복된다.

산후 성생활

출산 후 성생활은 출산 때 생긴 질과 회음부의 상처가 완전히 회복된 이후에 하는 것이 좋다. 그렇지 않을 경우 출혈이나 세균감염을 일으킬 수 있다. 산후 6~8주 후 정기검진을 받고 아무 이상이 없을 때 성관계를 시작하는 것이 좋은데, 산후 첫 생리가 시작된 뒤로 미루는 것이 가장 안전하다.

하지만 신체적으로는 괜찮다 하더라도 출산 후 누적된 피로와 육아 스트레스로 인해 심신이 충분히 준비되지 않은 경우 성욕을 떨어뜨리고 통증을 유발할 수도 있다. 수유 기간 중에는 에스트로겐 생성이 억제되어 질이 위축되고 건조하므로 성관계 시 윤활제를 사용하는 것이 좋다.

Bonus Page 02

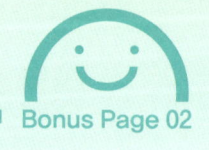

모유 수유로 건강한 산후조리

모유는 아기를 위한 완전 영양식이다. 모유에 함유된 항체나 효소, 세포, 호르몬 등은 다른 어떤 식품으로도 보충할 수 없다. 내 아이를 위한 최상의 맞춤 먹을거리가 바로 모유다.

모유는 엄마가 갖고 있는 각종 면역물질을 포함하고 있어 바이러스에 의한 감염의 확률을 현저히 줄여준다. 특히 출산 초기에 나오는 초유에는 면역력을 키워주는 성분이 많아 모유를 먹은 아기들은 잔병치레가 적고 위장 장애도 적게 나타난다. 또한 모유를 먹인 아이는 분유를 먹은 아이보다 아토피, 비염, 천식 등 알레르기 질환에 걸릴 위험이 낮다. 그뿐 아니라 장염, 중이염, 뇌막염 등과 같은 질환 발병률도 낮다.

무엇보다 모유 수유 과정에서 엄마와 아기 사이에 유대가 강해진다. 아기는 엄마 젖을 먹는 동안 정서적으로 안정되고 두뇌발달도 촉진된다. 모유 수유는 이렇게 아기에게도 좋지만 엄마에게도 좋다. 어떤 점에서 그럴까?

• 모유 수유가 엄마에게 좋은 이유

1. 아기에게 젖을 빨리면 옥시토신 호르몬의 분비를 자극해 자궁수축이 효과적으로 이뤄진다. 이는 오로 배출을 촉진하고 출산 후 출혈을 멎게 해 산후 회복을 촉진시킨다. 출산 후에는 가능한 빨리 젖을 먹이기 시작하고, 계속해서 자주 먹이는 것이 좋다.

2. 모유 수유는 엄마의 다이어트에 효과적이다. 모유 수유 시에는 임신 중 몸에 저장

해두었던 지방을 활용하여 젖을 만들어내기 때문에 몸무게가 빨리 줄어든다. 특히 배에 쌓였던 지방이 집중적으로 빠져나가기 때문에 손쉽게 임신 전의 몸매로 돌아갈 수 있다.

3. 모유 수유를 할 경우 어느 정도 피임효과를 볼 수 있다. 단 완전한 피임이 아니므로 임신을 원하지 않을 경우 모유 수유만 믿고 성생활을 해서는 안 된다.

4. 모유 수유를 할 경우 칼슘대사를 촉진시켜 골다공증의 발생율이 줄어들고 유방암과 난소암의 발생 빈도를 낮춰준다.

5. 경제적이고 편리하다. 젖을 먹이면 아기가 원할 때 언제라도 적당한 온도의 젖을 먹일 수 있다. 외출할 때도 분유나 젖병, 보온병 등의 물품을 따로 준비할 필요가 없어 아기의 짐이 한결 간편하다. 한밤중에 아기가 배고파 울 때도 분유를 준비하는 번거로운 과정 없이 바로 먹일 수 있어 편하다. 만만치 않은 분유 구입비용도 절약할 수 있다.

• 젖몸살이 있는 경우 수유법
1. 하루 8~12회 정도 자주 수유한다.
2. 젖 먹이는 기회를 놓쳤을 때는 모유를 짜낸다.
3. 젖 먹이기 전에 따뜻한 수건으로 유방을 마사지해서 미리 울혈을 풀어준다.
4. 아기가 한쪽 젖만 먹을 경우에는 울혈을 예방하기 위해 다른 쪽을 짜낸다.
5. 생후 3~4주까지는 인공 젖꼭지를 피하고, 될 수 있으면 직접 수유한다.

- **엄마가 스트레스를 받으면 모유량이 줄어든다**

엄마의 영양이 부족하거나 걱정이 있을 때, 혹은 정신적으로 불안한 경우 모유가 부족해질 수 있다. 특히 정신적 불안은 모유 분비에 큰 영향을 미친다. 엄마가 과도한 스트레스를 받을 경우 모유 분비를 촉진시키는 호르몬이 줄어들기 때문에 모유 수유 기간에는 영양 있는 식생활과 충분한 수면, 휴식으로 스트레스를 피하는 것이 좋다.

- **제왕절개 산모, 젖 물리는 시기가 중요하다**

제왕절개로 아기를 낳은 산모들의 경우, 수유 시작 시기를 놓쳐 실패하는 경우가 많다. 산후 2~3일 동안 몸을 자유롭게 움직이지 못하기 때문이다. 제왕절개를 하더라도 모유를 먹일 생각이라면 미리 병원에 아기에게 젖병을 빨리지 말도록 당부한다. 그리고 누워서라도 젖을 물릴 수 있도록 병실로 아기를 데려와달라고 부탁하면 된다. 수술 시 사용한 마취제나 항생제가 모유의 성분에 문제를 일으키지는 않으므로 안심해도 된다.

- **직장맘의 모유 수유 성공법**

출산 후 직장에 복귀하는 여성들은 대부분 직장 내 모유 수유 공간이나 시간이 부족해 어려움을 겪고 있다. 출산휴가 후 직장에 복귀하는 산후 3개월을 기점으로 취업여성과 비취업여성의 모유 수유율에서 격차가 벌어지고 있는 것으로 나타났다. 생후 3개월에 완전모유 수유율을 조사한 결과 취업여성 43.1%, 비취업여성은 61.6%로 나타났다. (한국보건사회연구원 실태조사, 2009년)

직장일과 가사를 병행하기도 힘든데 모유 수유까지 한다면 현실적으로 여러 어려움이 있는 것이 사실이다. 하지만 출산 전에 미리 계획해두고 산후 휴가 중 미리 준비를 해두면 불가능한 것은 아니다.

1. 출근 2주 전부터 젖병으로 바꿀 준비를 한다. 직장에 다닐 경우 낮 시간에는 직접 수유할 수 없으므로 젖병에 모유를 담아 먹이는 연습을 한다.

2. 아침 출근 직전과 저녁 퇴근 직후에 아기에게 모유 수유를 한다. 집에 있을 때는 가능한 자주 젖을 물려 젖의 양이 줄지 않도록 하고 아기와의 스킨십도 늘린다.

3. 직장을 복귀하기 전에 동료들이나 상사에게 직장 복귀 후에도 수유를 계속할 계획을 알리고 양해를 구한다. 젖을 유축할 수 있는 장소와 시간을 배려받을 수 있는지 구체적으로 상의하고 계획을 세운다.

4. 모유를 안전하고 위생적으로 보관하기 위해서는 짜서 바로 차가운 보냉병이나 냉장고에 보관해야 한다. 회사에 냉장고가 없다면 휴대용 아이스박스와 아이스팩을 구입해 보관하고 집에 돌아오는 즉시 냉동 보관한다.

- 냉동 보관한 모유를 먹일 때 주의사항
- 젖을 짜기 전에는 손을 비누로 깨끗이 씻는다.
- 모유를 보관할 때는 깨끗하게 잘 씻어 말린 보관용기를 사용한다. 모유 전용 보관용기를 사용하면 좋다.
- 냉장고에 보관한 모유는 가능하면 24시간 안에 먹이고 24시간 내에 먹이지 않을 모유는 냉동한다.
- 냉동한 모유는 3개월을 넘기지 않는다. 냉동실 안쪽 깊이 보관하고 용기에 젖을 짠 날짜와 시간, 양을 적어놓고 오래된 것부터 먹인다.
- 냉동한 모유를 녹일 때에는 따뜻한 물에 담가 살살 흔들어 녹이거나 전날 밤 냉장실에 옮겨놓는다. 해동한 젖은 반드시 냉장보관해야 하며 24시간 이내에 먹인다. 한

번 녹인 것은 다시 얼리면 안 된다.
- 해동할 때 전자레인지를 사용하지 않는다. 균일하게 데워지지 않기 때문에 아기에게 화상을 입히기 쉽고 젖의 면역성분이 파괴될 수 있다.
- 먹다가 남긴 젖은 두었다가 다시 먹이지 말고 아까워도 버려야 한다.

※ 모유 수유와 관련해 궁금한 사항이 있을 때는 대한모유 수유의사회 홈페이지(www.bfmed.co.kr)에서 전문가의 상담을 받을 수 있다.

참고도서 및 자료

《산후풍 없는 아주 쉬운 산후조리》, 최두영 지음, 중앙생활사

《올바른 산후조리와 산후풍을 탈출하는 한방치료》, 안상원 지음, 이담

《Dr. 김병인의 산후조리 클리닉》, 김병인 지음, 한울림

보건복지부 '산후조리원 소비자가격 실태조사' 보고서, 연세대 서영준 교수, 2009

〈임신에서 육아까지 정부지원정책 가이드〉 보건복지부 발행, 2011

아가사랑 홈페이지 www.aga-love.org

아이사랑 보육포털 www.childcare.go.kr

여성 건강정보 포털 와이즈우먼 www.wisewoman.co.kr

대한모유 수유의사회 www.bfmed.co.kr

감수 조웅趙應 —————
現 예진한의원(구리) 원장. 여러 산후조리원 출강을 계기로 출산 전후 여성들의 실질적인 고민들을 접하고, 많은 진료를 통해 산후 관련 증상들에 대한 다양한 임상경험을 쌓았다. 이 책이 막연히 산후비만, 우울증, 산후풍 등을 두려워하거나 너무 많은 정보에 불안해하는 예비 부모들에게 유용한 책이 되기를 바란다.

SBS 스페셜
산후조리 100일의 기적

초판 1쇄 발행 2012년 4월 23일   초판 13쇄 발행 2015년 1월 23일

지은이 SBS 스페셜 제작팀   **펴낸이** 연준혁

출판 1분사 분사장 최혜진
1부서 편집장 가정실   **편집** 최연진
구성 최문주   **감수** 조웅
제작 이재승

펴낸곳 (주)위즈덤하우스   **출판등록** 2000년 5월 23일 제13-1071호
주소 경기도 고양시 일산동구 정발산로 43-20 센트럴프라자 6층
문의전화 031)936-4000   **마케팅** 031)903-3893   **홈페이지** www.wisdomhouse.co.kr
종이 월드페이퍼   **인쇄·제본** (주)현문   **후가공** 이지앤비

ⓒSBS

값 13,000원   ISBN 978-89-5913-679-7 13590

· 잘못된 책은 바꿔드립니다.
· 〈SBS 스페셜-산후조리의 비밀〉 프로그램의 단행본 저작권은 마더커뮤니케이션을 통해 저작권을 구입한 ㈜위즈덤하우스에게 있습니다. 저작권법에 의해 보호받는 저작물이므로 무단 전재와 무단 복제를 금합니다.

국립중앙도서관 출판시도서목록(CIP)

산후조리 100일의 기적 : SBS 스페셜 / SBS 스페셜 제작팀 지음.
-- 고양 : 위즈덤하우스, 2012
  p. ;   cm

ISBN 978-89-5913-679-7 13590 : ₩13000

산후 조리[産後調理]

598.10212-KDC5
649.10242-DDC21   CIP2012001825